URGENTISTE

Patrick Pelloux

Urgentiste

Avec la collaboration d'Alain Dugrand

Fayard

Tu sais ce qu'il te reste à faire maintenant..

« C'est une honte, une vraie honte ! Non, je ne vous serre pas la main… Y'a pas de glace pour glacer les malades. Et vous arrivez quinze jours après la bataille ? C'est un vrai scandale, monsieur le Ministre ! »

Ces mots d'une infirmière de la Pitié-Salpêtrière, lancés à un ministre de la Santé penaud, disent combien les gouvernants étaient loin du peuple, en ce 13 août 2003. Des mots venus du cœur, et qui deviendront le symbole d'une fracture dans l'histoire du pays, dans l'histoire de la « France d'en bas ». Des mots qui expriment le délabrement, l'impuissance de la République au début du XXIe siècle. Des mots d'indignation, instantanés de notre société, comparables aux images des ouvrières syndicalistes de 1936, photographiées par Willy Ronis et Henri Cartier-Bresson, ou encore aux paroles de cette ouvrière spécialisée, on disait alors Os, de l'usine Wonder, refusant la reprise du travail à l'issue d'une grève pour rien.

Ainsi surgissent les images et les mots chargés de sens en des moments où l'ordre des choses s'enraye. Quand les sentiments du peuple, pris sur le vif, font avancer l'histoire.

Les mots de la soignante de la Pitié sont liés pour toujours au souvenir de l'hécatombe de l'été 2003. Quinze mille morts.

L'amertume n'est pas près de déserter le cœur des professionnels de santé – les sapeurs-pompiers, les policiers, les urgentistes des équipes médicales des Samu et des Smur, les médecins, les infirmières, les aides-soignants, les cadres et les agents hospitaliers, les femmes et les hommes de ménage, les agents administratifs et les ouvriers de l'hôpital enfin –, tous ceux dont le métier est de servir, de secourir, de sauver, de préserver la vie. Le service public de la Santé. Ceux qui travaillent toute l'année pour l'hôpital républicain, vingt-quatre heures sur vingt-quatre, reliés à leurs citoyens en péril par le numéro 15, le téléphone de toutes les détresses.

Une canicule. Au moins quinze mille morts. L'échec de la Nation et de gouvernements successifs, aux courtes vues, d'armadas de hauts fonctionnaires et de conseillers ministériels ; défaite encore des administrateurs des hôpitaux ; défaite politique, enfin, car nous tous, gens de santé, sommes collectivement coupables de n'avoir pas su convaincre nos concitoyens de la dégradation d'un appareil de santé immobile, aphone, bloqué par les lâchetés et l'indécision des appareils bureaucratiques. Nous n'avons pas su démontrer l'illogisme, les contraintes insupportables qui sapent notre service public : les services d'urgence reçoivent, chaque année, treize millions de patients, et non « clients » de passage, comme on le dit dans les couloirs du ministère de la Santé. Les destins, la vie se jouent des statistiques.

Une catastrophe, prétendument inédite, a ébranlé une France exténuée par des chaleurs quasi tropicales. Encombrements, débordements des services d'urgence, alors que des milliers de lits étaient déclarés « indisponibles » dans les étages des Chu. Des lits interdits aux patients, puisque « fermés » par les autorités technocratiques, en dehors de toute considération médicale, ou par des médecins experts « sans malades », ceux qui exercent le pouvoir bureaucratique dans les grandes directions de la Santé publique, et qui acquiescent à la politique du pire.

Comment se taire quand on mesure, jour après jour, le gâchis matériel et humain, la stupidité, les faiblesses, mais aussi les mensonges, l'arrogance et le mépris à l'égard des soignants ? Ces pages, je les adresse aux citoyens, aux élus de la nation, aux usagers et aux futurs usagers de l'hôpital. L'hôpital est un corps vivant, global, où les urgences sont devenues indissociables du service et de l'égalité sociale. Certes, l'hôpital manque de moyens, mais surtout d'objectifs, et du sens régénéré de sa mission humaniste. Il nous appartient, contre les ségrégations, de le sauver au profit de l'égalité et de l'intérêt collectif des individus. Car l'hôpital français est sans doute le gage ultime d'une République solidaire.

Chronologie d'une catastrophe

Le mois de juin 2003 avait commencé sous les grandes chaleurs. Des températures supérieures de 4 à 5° par rapport aux normales saisonnières. Le 19 juin déjà, Météo-France prévoyait des pointes caniculaires sur la Provence et le Languedoc, des maxima atteignant 35 à 40°. Paris ne « brûlait » pas encore mais, déjà, les « 20 heures » des télés enfilaient les clichés – les journalistes appellent ça « les marronniers » :

touristes-radieux-ravis-bassins-du-Trocadéro-pieds-dans-l'eau. Rien que de coutumier.

Pour l'administration de la Santé, il n'était pas encore l'heure de délivrer les fameux « conseils » de sécurité, ce pont aux ânes qui lasse autant les rédactions que les téléspectateurs. Il faut reconnaître que les moyens de communication en matière de recommandations sanitaires relèvent plus de la « réclame » de feu l'Ortf que d'une prévention moderne.

Les reporters filmaient des images estivales, sans savoir que sécheresse et chaleur forment un cocktail détonant.... Un indice, pourtant : les jardiniers de la Ville de Paris interdisaient l'accès des parcs et des squares, afin de protéger les passants des chutes de branches, fragiles comme du verre ; les arbres, eux, souffraient déjà de l'effet combiné des éléments.

Juillet serait magnifique. À Saint-Antoine, nous commenterons une dépêche de l'Afp rendant compte d'une conférence de presse donnée à la mairie centrale de Marseille par l'un de nos grands anciens, le professeur Jean-Louis Sanmarco, directeur de laboratoire de santé publique de la faculté de médecine et président de l'Institut national de prévention et d'éducation à la santé, l'Inpes. Quand elle sévit sur la France, la canicule frappe d'abord la capitale méridionale et son littoral. Aussi, recourant aux médias, ce qui paraît la moindre des choses, l'équipe municipale de Jean-Claude Gaudin et son adjoint à la Santé publique jugent alors nécessaire de fournir aux Marseillais la batterie d'informations préventives utiles à une population qui sait pourtant ce que chaleur veut dire.

Grâce à l'expérience d'une canicule meurtrière en 1983 – 110 % d'augmentation des décès par rapport à la saison précédente –, Jean-Louis Sanmarco met sur pied un réseau de santé préventif alliant médecins généralistes, infirmières de ville, assistantes sociales, professionnels hospitaliers et responsables des maisons de retraite. Sur la base du bilan de cette surmortalité historique, le réseau combine et diffuse des messages d'alerte réguliers auprès des professionnels du soin quand la chaleur menace : concrètement, auprès des soignants qui se déplacent au domicile des personnes isolées ou non, des familles, des structures d'accueil, des résidences du troisième âge, c'est tout le tissu serré des services sanitaires d'une métropole millionnaire qui se mobilise. Marseille, ville aux traditions ouvrières, a la chance d'être encore dotée d'un patrimoine de soins médicalisés et mutualisés. Là, les habitudes de solidarité survivent, dynamiques. Depuis longtemps donc, Marseille sait épargner aux plus fragiles les dommages des pics de sécheresse et de fortes températures.

Ainsi, une fois passée la catastrophe de 2003, la deuxième ville de France pourra se féliciter d'un taux de mortalité maîtrisé, au contraire des autres grandes zones démographiques du pays. Marseille doit beaucoup au professeur Sanmarco.

Au cabinet du ministre

Rendu prudent par le conflit social du mois de mai précédent, le ministre Jean-François Mattéi, flanqué de deux conseillers techniques, nous reçoit, mon ami Frédéric Pain, secrétaire général de l'Amuhf, et moi-même, le 23 juillet 2003. Frédéric, chef du service des urgences/Smur de Parthendy est doué du talent d'analyser les situations. Notre Association des médecins urgentistes hospitaliers de France est conviée à évoquer au plus haut niveau le manque récurrent de lits hospitaliers.

Professeur de médecine renommé, directeur d'un département au CHU de la Timone, le ministre Mattéi est apprécié des Marseillais, qui louent l'humanité, la loyauté et l'éthique du militant politique. En médecine, il occupe la place du mandarin ; dans l'action politique, on vante son refus de la démagogie. Homme engagé à gauche, Jean-Louis Sanmarco le qualifie de « technicien parfait, humainement impeccable ».

Les réunions de travail qu'il dirige, avec son cabinet, sont empreintes d'un mélange subtil de cordialité et de formalisme. Je n'en suis pas dupe, et je sais que pour ces gens, je suis un dangereux « gauchiste ». C'est en tout cas, dit-on, cet argument que le conseiller Grouchka utilisera, le 10 août, auprès de Jean-Louis Debré, président de l'Assemblée nationale, pour me décrédibiliser : le fait que je professe des idées de gauche amoindrit mes déclarations publiques sur une catastrophe annoncée...

En ce mois de juillet, le ministre nous confie qu'il a découvert l'importance des services d'urgence grâce aux effets de l'agitation syndicale de l'Amuhf. L'urgence, nous explique-t-il, est devenue l'objectif prioritaire de son ministère. Comment douter de son engagement, ce jour-là ? La sincérité est indubitable, d'autant que Jean-François Mattéi nous fait part de sa volonté d'accorder enfin un statut à nos métiers, de reconnaître la spécialité d'urgentiste – qui n'existe pas dans la nomenclature universitaire des professions médicales. L'entretien est sobre, et le ministre se dit prêt à nous « aider à obtenir plus de moyens ». La formule peut surprendre agréablement, mais les syndicalistes la connaissent, ils l'entendent depuis si longtemps. En matière de santé, les hiérarques l'utilisent de préférence quand ils « bottent en touche », c'est-à-dire quand ils ne peuvent rien. C'est une manière commode de diriger l'ire des syndicalistes vers les argentiers du ministère des Finances. La fameuse « âpreté » de Bercy est une litote ministérielle à l'usage des naïfs.

Primitivement fixée à quarante-cinq minutes, la réunion durera une heure et demie. Ce qui signifie, quand on est un syndicaliste habitué aux us du service de l'État, que l'urgence hospitalière est une véritable préoccupation en haut lieu. À moins qu'à l'approche des vacances, avant l'automne et les dossiers difficiles de la rentrée, notamment le déficit « abyssal » des systèmes sociaux, Jean-François Mattéi n'éprouve quelque satisfaction à bavarder avec deux médecins syndicalistes réputés rugueux. Une conversation à quelques heures des grands départs vers le Sud... Il reste que, pour l'exercice 2004, le ministre Mattéi l'affirme, il veillera à ce que « le nombre des postes d'urgentistes au travail soit maintenu » ! Non pas accru, mais maintenu seulement. Enfin, il nous apprend qu'il a réclamé aux Agences régionales de l'hospitalisation un point précis sur les lits disponibles pour le mois d'août. Ces chiffres nous intéressent, car, justement, nous devons « boucler » le numéro 38 de *La Muflée*, le journal de notre syndicat, l'Amuhf.

Chaque année, les lits d'été, c'est notre Berezina. Au 1er juillet 2003, les statistiques ministérielles indiquent que 8 à 11,6 % des lits de saison seront indisponibles. Profitant du départ des personnels en congé, les directeurs d'hôpitaux peuvent « fermer » des lits, réalisant ainsi des économies. Sur la base des informations recueillies auprès de nos adhérents de province, les prévisions statistiques de l'administration se révèlent fausses : 25 à 30 % des lits sont « fermés » depuis le début de juin, et, de l'aveu même du ministre, les régions les plus touchées par le manque de lits sont l'Île-de-France, les Pays de la Loire et le Languedoc-Roussillon. Ajoutons que ces trois grands bassins régionaux enregistrent une démographie estivale considérable. Ce sera la première faute de l'administration gouvernée par Jean-François Mattéi. Qu'importe : le ministre fait mine de croire aux chiffres des conseillers, alors que dans les bureaux, le fameux déficit financier des hôpitaux est géré à la trique par la haute administration. D'ailleurs, les interventions médiatiques ultérieures de Mattéi démontreront les failles, les liens de sujétion qui l'attachent aux inamovibles « conseillers ministériels ». Car il en va ainsi dans notre pays : les ministres passent, les responsables des administrations techniques demeurent, et il est d'usage que ces derniers s'échangent les postes entre eux comme des chaises musicales. Un membre de cabinet peut, par exemple, rejoindre dans la haute administration la place laissée vacante par celui qui le remplace au ministère. C'est ainsi que la plupart des anciens conseillers du cabinet Kouchner occupent aujourd'hui des postes clés dans les Agences nationales et aux directions de divers instituts que le ministre avait lui-même créés sous son règne. Ainsi se dévoile l'autre face obscure de la République.

De l'imprévisibilité du climat

De retour à l'hôpital Saint-Antoine, nous rendons compte par e-mail de l'entrevue ministérielle à nos collègues provinciaux de l'Amuhf. Quelques heures plus tard, en confirmation de nos inquiétudes, je reçois ce florilège sur ma messagerie Internet : en Avignon, vingt-cinq à quatre-vingt-dix lits hospitaliers sont « fermés » jusqu'au 7 septembre ; quinze lits de chirurgie et de soins intensifs à Orange ; cinquante à Martigues ; vingt lits de médecine générale à Digne ; trente à Cannes ; un déficit de vingt-sept lits au Chu de Bordeaux. Même situation pour l'Aquitaine et la Normandie. Chaque année à la même période, partout en France, notre système de santé met le drapeau en berne. Bien sûr, les citoyens ignorent ces mesures prises par une administration insouciante des risques, malgré l'effroi et les protestations régulières des professionnels de santé qui ne peuvent que constater les défaillances de leur outil de travail. Comment, à ce moment de l'été, la haute administration pourrait-elle savoir que les éleveurs de Bourgogne et des montagnes de La Faurie, chez moi, n'ont plus d'eau pour alimenter leurs bêtes ?

Les 1er et 2 août, le thermomètre se maintient : 30° le jour, 17° la nuit. Mais du 4 au 12 août, nous subirons des maxima diurnes de 39,5°, avec des températures nocturnes en hausse constante. Une courbe sans équivalent depuis 1873, date de notation des premières mesures climatiques enregistrées à la station météo de Paris-Montsouris. Les équipes des urgences, inquiètes, s'interrogent. On bavarde, on échange les avis de Monsieur Tout-le-Monde. Les plus anciens ont la mémoire des canicules des étés de 1976 et de 1983. J'avais treize ans, en 1976, et je chargeais les bottes de foin sur le plateau d'une charrette.

Contrairement aux gens de la rue, nous savons, nous médecins, que rien n'est plus fugace que la mémoire du temps climatique. Le temps qu'il fait ne se conjugue pas au passé. Les Français se souviennent de leurs humanités : Montesquieu et, plus près de nous, les thèses et les articles d'Emmanuel Le Roy Ladurie ont établi la corrélation entre les fluctuations climatiques et leurs effets sur les communautés humaines, l'Histoire donc. Le journaliste Nicolas Hulot dresse, dans un de ses livres, la juste analyse du lien entre développement des activités humaines et climats. Tout comme le chercheur du Cnrs, Benjamin Dessus, qui décrit, dans un ouvrage publié en 1996, les risques inhérents à ces causes. Un jour, on invoquera peut-être des crimes contre l'humanité commis par la négligence, le cynisme des groupes industriels et des États responsables de la pollution de la planète.

Il fait si chaud que l'on s'inquiète un peu. On évoque en passant l'effet combiné chaleur/pollution atmosphérique et, jusqu'ici, le mutisme sanitaire des ministères de la Santé et de l'Environnement. À la fin d'août, lorsque paraîtront les premières conclusions sur les causes de l'hécatombe, Jean-Félix Bernard, président du Conseil national de l'air, un organisme dépendant du ministère de l'Environnement, estimera que, pour les quinze premiers jours du mois, « plusieurs centaines à plusieurs milliers de morts » étaient dues à la mauvaise qualité de l'air. Il dira avoir fondé ses estimations sur un mode de calcul développé par l'Institut national de veille sanitaire, l'Invs. Or, en cette fin de juillet, dans l'endormissement général de l'État, ni le ministère de l'Environnement, ni la Ville de Paris ne déclencheront de plans anti-ozone limitant drastiquement la circulation des automobiles *intra-muros* et les émissions industrielles polluantes en périphérie de l'Île-de-France. Pis, au moment même où j'écris ces lignes, aucune information complémentaire n'a encore été communiquée à propos des effets meurtriers de la conjonction ozone + chaleur sur quinze mille victimes.

À l'hôpital, entre nous, nous discutons du sort des exclus, des employés précaires, des travailleurs de force et des vieillards : comment supportent-ils la canicule ? Des articles de la presse étrangère nous apprennent que certains gouvernements de pays européens, où les mêmes chaleurs sévissent, ont agi avec célérité. Les employés allemands de la voirie, par exemple, sont occupés à d'autres tâches par leur administration ; en Espagne, au Portugal, les horaires de travail sont décalés, on a mis en place la journée continue de sept à quinze heures. En France, rien.

Au Café de la Liberté, contigu au porche de l'hôpital Saint-Antoine, notre bistrot habituel, un vrai café convivial, avec plats du jour faits en cuisine, médecins et infirmières sirotent de l'eau glacée en évoquant leurs « pays » d'origine. Chacun y va de son expérience, de son avis sur l'urbanisation de son patelin, sur l'habitat à bas prix plus exposé aux dégâts climatiques. Héritiers d'expériences séculaires, nos anciens ont lentement adapté leurs constructions aux conditions climatiques singulières de leurs cantons d'origine. Ces maisons, ces mas, ces « cases », ces merveilles appartiennent aujourd'hui aux historiens d'art, aux conservateurs du patrimoine. Autrefois, nos villes et villages s'adaptaient aux paysages, de la Provence aux Hautes-Alpes, du Périgord au Pays basque, de la Guadeloupe à

Saint-Denis de la Réunion. Or, en moins d'un demi-siècle, les industriels du bâtiment et des travaux publics ont imposé partout une standardisation irréfléchie, une uniformité des formes architecturales et des matériaux. Les alentours de nos villes sont devenus des casernements. Quel aménageur, quel fonctionnaire d'établissement public s'est-il jamais soucié des saisons, des aléas climatiques et de la vie des gens de la ville nouvelle de Sénart, où j'habite ? Quelles sont les conséquences de l'émiettement pavillonnaire combiné à des dérèglements météorologiques inédits ? Qui s'est jamais préoccupé de l'isolat sociologique des villes étranges où nous vivons ? De l'éloignement, vrai paradoxe, des services de proximité, des commerces de simple usage ? Nos villes de banlieue, les nouveaux espaces périurbains géants ont-ils jamais été « pensés » ? Nous vivons dans des déserts urbanistiques. Que deviendront les gens dans ces caricatures de cités, lors des décennies prochaines ? Que deviendront les plus âgés dans ces communes orphelines de centre-ville, c'est-à-dire nous, les enfants du « baby-boom », futurs retraités ? Mais qui donc sera comptable du dessin, du tracé et du devenir de nos villes imbéciles ? En brisant son lien avec la nature environnante, en s'illusionnant à propos d'une hypothétique société sans risques, aseptisée, l'homme ne programme-t-il pas son propre suicide ?

L'hôpital exsangue

En ce début d'août, qui aurait pu imaginer que la « clôture » des lits hospitaliers, décidée sans contrôle centralisé, amplifierait la catastrophe ?

En mars, cinq mois avant le séisme sanitaire, Jean-François Mattéi était venu nous faire une visite au service des urgences de l'hôpital Saint-Antoine. Les équipes se souvenaient d'un homme sympathique, proche des autres. D'un médecin. Rien du technocrate cynique. Joëlle, Raquel, Emmanuel, nos collègues et amis, infirmiers comme infirmières, avaient engagé des conversations détendues avec cet homme considérable. Ils avaient évoqué le travail quotidien, le manque de lits d'aval dans les services après le sas des urgences. C'est-à-dire les lits nécessaires aux soins de suivi, après que nous avons reçu, tranquillisé, « déchoqué », diagnostiqué et soigné les patients. C'est notre drame, notre hantise toute l'année : que faire des malades secourus en l'absence de lits disponibles dans les services spécialisés de l'hôpital ? Notre métier d'urgentiste, c'est trois quarts d'heure d'intervention médicale et trois heures de temps perdu au téléphone pour trouver un lit... Ça paraît absurde, mais, en règle générale, un médecin des urgences n'a pas le pouvoir de faire admettre son malade dans le service correspondant à sa pathologie ! La place manque toujours. Nos collègues infirmières n'ont pas la langue dans leur poche, elles s'adressèrent courtoisement, mais fermement à Jean-François Mattéi : « On n'y arrive plus, monsieur le Ministre. Les autres "patrons" des services de l'hôpital ne jouent pas le jeu... Ils n'ont jamais de lit pour accueillir nos malades de l'urgence. Que se passera-t-il cet été, avec les "fermetures de lits" » ? Le ministre répond : « Vous avez raison », puis, se tournant vers l'un de ses proches collaborateurs et Mme Ricomes, directrice de Saint-Antoine, personne de haute droiture, il la morigène : « Ce dossier n'est pas du tout bien ficelé. Il faudra le reprendre à zéro. »

Paroles ou promesses verbales d'un politique accoutumé à houspiller ses conseillers quand la revendication de terrain semble indiscutable ? Il reste que deux mois plus tard, en mai, notre syndicat lançait un mouvement d'action contre les carences des services d'urgence. Au terme des négociations, pour calmer le mouvement, comme d'habitude, le ministère avait promis de doter l'urgence de 8 millions d'euros. Au mois d'août, nous ne savons toujours pas à qui et vers quoi ces dotations de crédits ont été affectées. D'abord rognées, elles ont été ensuite englouties dans le déficit global des Hôpitaux de Paris.

Il faut, en effet, savoir qu'il y a deux pouvoirs : les Hôpitaux de France et l'Assistance publique des hôpitaux de Paris…

L'administration de la Santé

Ce 23 juillet, alors que nous nous apprêtons à quitter l'antichambre ministérielle de l'avenue Ségur, mon ami Frédéric Pain apostrophe le conseiller Guidoni, un homme froid et dogmatique : « Comprenez-moi, nous n'avons pas assez de moyens pour bosser, nom de Dieu ! On n'y arrive plus ! » On lui répond : « Allez ! Nous aurons des difficultés la semaine prochaine, pendant les premiers jours d'août. Ensuite, ça roulera… Comme tous les ans. » Jean-François Mattéi n'entend pas le propos de son collaborateur. Il a déjà regagné son bureau.

Guidé par les avis de conseillers plus ou moins compétents, souvent honnêtes mais attachés à des objectifs politiques et financiers obtus, aucun ministre n'a jamais eu d'oreille pour entendre, sinon écouter ceux du rang, les professionnels de la santé. De toute façon, notre parole est démonétisée du seul fait que nous sommes syndicalistes. C'est l'évidence : le ministre délègue à ses collaborateurs, et ceux-ci, bien informés pourtant des réalités, verrouillent les budgets toujours plus, réduisant le recrutement des personnels au risque de renverser l'équilibre précaire de la communauté hospitalière. Chaque année, à la fin de juillet, c'est la coutume toujours recommencée : les fonctionnaires vous tapotent gentiment l'épaule : « Allez ! Cessez de vous plaindre ! Ça ira mieux l'an prochain. » Sous-entendu : les urgentistes tiendront le choc, ils joueront le jeu par conviction morale et citoyenne, qualité qu'on leur accorde et qu'on leur reconnaît. C'est ainsi que l'on raisonne au quatrième étage du ministère, l'étage du cabinet. Quelques cyniques vous l'avouent sans fard : « Plus les hommes sont confrontés aux difficultés, meilleurs ils deviennent. » Dans la littérature réaliste du XIXe siècle, Émile Zola avait une expression pour qualifier ces personnages : gibiers de potence. Lors de l'arrivée du ministre Mattéi aux affaires, son conseiller, Grouchka, nous avait reproché notre militantisme actif. Pour lui, un syndicaliste ne pouvait être qu'un sous-marin socialiste. Il est des hommes pour qui la gauche est diabolique, et la droite, immaculée. Nous comprenons d'instinct que l'autoritarisme, la menace sont désormais à l'ordre du jour. Régis Garrigue, mon ami urgentiste du Samu de Lille, nous prévient que nous devrons maintenant défendre le service public hospitalier pied à pied. Le mépris à l'égard des urgentistes n'aura pas compté pour rien dans la piteuse gestion de la crise du cabinet Mattéi.

Le 26 juillet, lors d'une conférence de presse annuelle, l'Amuhf expose la situation sanitaire. Face à nous, les urgentistes professionnels, les journalistes chargés du dossier « santé » dans les grands médias. Nous entonnons notre rengaine : les équipes d'urgences ne peuvent plus assumer deux journées et demie de travail d'affilée, hebdomadaires, sans recevoir de salaire pour ce qu'elles appellent « les plages additionnelles ». L'application de la directive européenne réglementant le travail de nuit, ô combien souhaitée dans les hôpitaux, n'entraînera pourtant aucune embauche supplémentaire du fait du gouvernement Raffarin. L'ex-ministre de la Santé, Martine Aubry, avait raison : c'est à l'hôpital qu'il faut avant tout appliquer la réduction du temps de travail. Nos sections régionales de l'Amuhf sont sur la même longueur d'onde : nous ne sommes pas volontaires pour travailler plus de quarante-huit heures d'affilée par semaine sans compensation ni embauche. Christophe Prudhomme, médecin urgentiste de réanimation, notre collègue de la Cgt-Santé et délégué Amuhf de Seine-Saint-Denis, est en colère : « On ne cesse de nous opposer des chiffres, alors que nous sommes en pleine panade, en sous-effectifs effroyables dans nos services. Les gens attendent sur des brancards, dans les couloirs, pendant des heures. » Les journalistes « santé », nos partenaires d'habitude, connaissent nos revendications depuis Mathusalem, comme ils savent tout de la glaciation technocratique orchestrée par les administrateurs hospitaliers. Ils sourient. Nous n'avons d'autre choix que l'action pour insuffler un peu d'intelligence et d'humanité dans la forteresse ministérielle. C'est parce que je crois à cette mission que je suis syndicaliste.

Dans la foulée du point de presse, nous honorons un rendez-vous syndical avec Mme Rose-Marie Van Lerberghe, directrice générale de l'Assistance publique des hôpitaux de Paris, l'Ap-HP, sise avenue Victoria, sur les quais de Seine. Un gros immeuble haussmannien, occupé par plus de mille deux cents personnes… Ici, les anciens élèves de l'Ena, les diplômés de Hec et des écoles supérieures de commerce formés par l'École de l'administration de la santé de Rennes, se comptent par centaines. Entre Bouvard et Pécuchet, ils sont les maîtres des trente-trois hôpitaux de Paris, car l'avenue Victoria est le cœur d'un pouvoir administratif s'exerçant sans contrôle. Un État dans l'État.

L'Assistance publique des hôpitaux de Paris demeure une exception dans le système de santé français. Toute discussion à propos de la santé nationale est émaillée de : « Mais à Paris, c'est différent ! » Au cours des trente dernières années, aucun gouvernement n'a jamais rien changé à l'archaïsme d'une institution aux mains des mandarins hospitaliers. De l'ouvrier au brancardier, de l'infirmier au cadre, de l'employé administratif à l'ambulancier, du grand professeur aux étudiants de première année de médecine, tous espèrent que l'institution retrouve un jour le sens du droit commun. Comme les autres établissements du pays, l'Ap-HP doit entrer en démocratie, comprendre enfin qu'elle soigne les malades du plus grand bassin de population de la planète, plutôt que de se préoccuper uniquement du pouvoir des dirigeants.

Le bureau de la directrice est baigné d'une lumière rayonnante grâce à cette sorte de clairière minérale, formée par le parvis et les façades blanches de l'hôtel de ville de Paris. Une très belle vue. Le bureau est climatisé. Les syndicalistes de la Santé surnomment gentiment Mme Van Lerberghe « Mme Danone », au prétexte qu'avant les Hôpitaux de Paris elle exerçait ses talents de directrice des ressources humaines chez le célèbre yaourtier-biscuitier. Elle écoute nos doléances, courtoise : « Allez, monsieur Pelloux ! On y arrivera cet été, une fois de plus. » Comme le ministre et ses directeurs, cette dame prépare son départ en vacances, en fin de semaine. Mais elle, au moins, faisant honneur à sa fonction et à la mission de l'Assistance Publique, regagnera Paris dès le début de la crise.

Les trois coups

Je m'inquiète des effets de la canicule dans *Le Parisien* du mardi 5 août. À Saint-Antoine, depuis quarante-huit heures, nous recevons des cas de déshydratation avancée, des malaises vaguants de tous âges, survenus le plus souvent dans les transports en commun.

Il fait très chaud. La veille, quel n'a pas été mon étonnement quand la directrice de Saint-Antoine s'est présentée aux urgences : « Avez-vous besoin de quoi que ce soit, docteur ? » Je lui rétorque assez sèchement : « De bouteilles d'eau, madame. Depuis une semaine, le personnel a grande difficulté à boire une eau qui sort du robinet à 25°. – Je vais voir ça », me répond-elle. C'est ainsi que l'ensemble des personnels soignants de notre hôpital recevra chaque matin, durant la canicule, une bouteille d'eau de 25 cl offerte par une administration généreuse...

Ce même mardi, Stéphanie Jansen, de TF1, me téléphone. Elle me demande si je peux évoquer les conséquences de la chaleur sur la santé des gens. Débordé de boulot, je l'invite à prendre contact avec mon ami, le professeur de cardiologie Ariel Cohen ; il répondra à ses questions.

Dans le même temps, Isabelle Marque et son équipe de TF1, filment l'encombrement des patients brancardés qui ne cessent d'affluer à l'accueil. Le sujet sera diffusé au Journal de 20 heures. Nous entendrons distinctement la voix de Céline, une infirmière grande professionelle de l'équipe, qui répond gentiment mais fermement à un vieux monsieur qui n'en peut plus d'attendre un lit : « Estimez-vous heureux, monsieur, vous avez au moins un brancard. »

Nous installons les patients dans les deux pièces les plus fraîches du service, afin qu'ils retrouvent un peu d'énergie. Nous veillons sur l'état vital des plus affectés en les plaçant sous perfusion et scope. En juin 2002, nous avions communiqué les mêmes gestes de prévention à Corinne Thébaut du *Parisien.*

Nous établissons alors les premiers constats : la plupart des patients qui nous arrivent en ambulance sont de sexe masculin et plutôt jeunes. Les médecins-pompiers nous le confirment : beaucoup de jeunes gens sont déshydratés, beaucoup de travailleurs de force parmi eux, et un nombre relativement notable de sujets victimes de colites néphrétiques. Nous savons que ces signes avant-coureurs de déshydratation sont provoqués par la chaleur et la sécheresse de l'atmosphère. Les urgentistes des Smur notent que les places disponibles dans la plupart des hôpitaux de Paris et d'Île-de-France s'épuisent. Les services saturent. Les salles de « déchoquage » débordent de malades, puisque nous ne disposons plus de lits en réanimation. Un malade « ambulancé » et son équipe d'assistance ont dû patienter trois heures avant qu'une place d'hôpital se libère. Longue station d'attente sur un trottoir de Paris…

Nous apprenons par un coup de fil que, deux jours plus tôt, la Ddass du Morbihan a prévenu la Direction générale de la santé du décès de trois personnes jeunes par hyperthermie sur leur lieu de travail. Le jeudi 7 août, le service d'accueil d'urgence de l'hôpital Saint-Joseph à Paris informera la Ddass 75 du décès d'un homme d'âge moyen, victime d'un coup de chaleur au retour du travail.

Je suis motard, et je pense en un éclair aux ouvriers africains que j'ai croisés boulevard Sébastopol, en pleine chaleur, épandant du goudron en fusion à la taloche sur les trottoirs, à genoux et torse nu, sans protection. Profitant de l'été, les entreprises privées ravaudent la voirie parisienne. La température est de 38° à l'ombre...

Aux urgences, nous nous rendons compte qu'aux pathologies chroniques et quotidiennes des patients s'ajoutent maintenant les déshydratations massives. Privé d'eau, épuisé de chaleur, l'organisme humain dilapide son stock par le jeu conjugué de la respiration, de la transpiration, des dérèglements digestifs et des pertes naturelles. Grave problème, car, par forte sécheresse, les jeunes enfants et les personnes âgées sont des victimes très exposées : nourrissons et vieillards n'éprouvent pas la soif. Depuis le matin, une quinzaine de brancards en attente de lits d'hospitalisation encombrent le service.

Dans l'édition du *Monde* de l'après-midi, Paul Benkimoun écrit que les urgences, « ça ne va pas. Comme chaque année ». Paul et Cyril Louis du *Figaro* ont toujours été attentifs aux difficultés de notre métier. Un journaliste d'Autoroute-FM m'interroge par téléphone. Il enregistre des conseils de prévention à l'intention des automobilistes. Non, me dit-il, les responsables sanitaires n'ont pas jugé utile de lancer des messages en recourant aux radios publiques et privées. Aucun communiqué. Bizarre. Nous réalisons alors l'annonce qui sera diffusée en boucle plus de deux cents fois sur les ondes.

Vacance du pouvoir médical

Quelques heures plus tard, je découvre que soit il n'y a personne dans le cockpit de l'avion Santé, avenue de Ségur, soit les fonctionnaires ne veulent pas admettre le danger qui menace.

J'ai reconstitué les faits grâce aux travaux de la Mission d'information du Sénat et de la Commission d'enquête de l'Assemblée nationale.

Le 6 août dans l'après-midi, en l'absence estivale du ministre, le professeur William Dab, son conseiller, adresse, avant de partir lui-même en vacances, un e-mail à Yves Coquin, chef de la prévention et de la sécurité sanitaire. Ce monsieur est l'adjoint de Lucien Abenhaim, le directeur général de la Santé, la Dgs, en congé lui aussi. En voici le texte : « L'épidémiologie nous permet d'anticiper un excès de mortalité lié à la canicule. Il serait utile que la Dgs prépare un communiqué rappelant quelques précautions élémentaires, notamment chez les plus jeunes et les plus vieux. Il existe de nombreuses études sur l'impact sanitaire des vagues de chaleur. L'Institut national de veille sanitaire (Invs) pourrait les signaler (je crois que les Centers for Deseas Control les ont synthétisées, et cela pourrait faire l'objet d'un message Dgs-URGENT). »

À ma connaissance, seul Jean-Yves Nau, journaliste d'investigation pugnace, du *Monde*, rétablira la chronologie complète de cet invraisemblable projet de communiqué.

Quelques minutes après réception du message de William Dab, le docteur Coquin en adresse copie par e-mail à deux de ses rédacteurs. Non sans une familiarité de potache qui démontre que le chef de la prévention n'éprouvait alors guère d'inquiétude : « À vos plumes, prêts ? Partez ! »

Ce jour-là, je sens qu'il se passe quelque chose de grave. Les gens meurent, et l'institution se tait.

Alors, je décide de me battre, puisqu'en haut lieu on ne semble tenir aucun compte des alarmes formulées lors de la conférence de presse de l'Amuhf du 28 juillet. Se battre, cet impératif ne me quittera plus. Joëlle, une infirmière du service, grande professionnelle, boit de l'eau à l'office du service. Elle me lance : « Patrick, c'est à toi de faire quelque chose. » Sans avoir mesuré les conséquences de ma décision, je suis déjà convaincu de mon devoir face aux malades. Il faut servir, malgré l'opprobre des employés de cabinet.

Le soir même, les informations des urgentistes parisiens convergent : les gens arrivent dans les hôpitaux en très mauvais état. Ils meurent dans les couloirs. Comme il est de coutume en cas d'observations anormales, les chefs de service des Hôpitaux de Paris préviennent les responsables de l'administration. Je reçois alors un coup de fil du professeur Pierre Carli, président du Samu de Paris. « J'allais justement t'appeler, lui dis-je. Tu es au courant des informations ? Ça va mal, Pierre… » Il réplique : « Je crois que nous sommes dans une belle merde. » Nous nous engageons à agir conjointement. Mais nous nous répartissons les tâches : lui, la Direction générale de la santé, moi, la Direction de l'hospitalisation et des soins, la Dhos. Nous décidons d'activer nos réseaux en échafaudant un plan tactique. Pierre Carli est un homme de conviction, militant acharné du service public et défenseur du Samu. De par ses fonctions, le professeur Carli est censé disposer du poids hiérarchique nécessaire pour s'adresser au secrétaire général de l'Assistance publique de Paris, Dominique Deroubaix, un homme respectable, fidèle et toujours disponible. Un serviteur du service public. La même démarche auprès de celui-ci m'est interdite, car, dans cette sorte de cléricature sanitaire, le respect de l'étiquette est indispensable : je ne suis que docteur en médecine, simple praticien de l'urgence à Saint-Antoine. Mais, en tant que président de l'Amuhf, quelques dérogations me sont accordées. Je décide de forcer les portes sans méconnaître la vindicte du cabinet du ministre à mon égard. Je me charge de téléphoner à Danielle Toupillier, fonctionnaire, femme de haute rigueur intellectuelle et humaine, à la Dhos. En l'absence de M. Édouard Couty, son patron, en vacances, la conseillère assure l'intérim à la direction de la structure. Tout au long de la crise, Danielle Toupillier se dépensera sans compter pour dénicher les lits qui manquent dans nos hôpitaux parisiens. Je la préviens que, sur la base de nos informations, la situation globale des urgences en France est inquiétante : afflux de patients en processus vital grave, manque cruel de personnel et de lits. Je lui signale que l'hôpital d'Orléans songe à réclamer l'application du Plan blanc, ce recours d'autorité permettant d'ouvrir les lits clos par les administratifs, de rappeler, d'engager les personnels nécessaires pour assumer la charge d'un tel afflux de victimes. L'information nous est parvenue par notre délégué régional, Gilles Guilles des Buttes du Samu d'Orléans, parfait militant de la cause hospitalière.

Le soir tombe sur Paris. La capitale étouffe, mais les élites sont absentes, l'asphyxie intellectuelle et morale l'a emporté. Heureusement, une force entre en action : le personnel des hôpitaux et quelques administratifs dotés de sens civique. En conjuguant nos efforts, Pierre Carli et moi-même apprenons que la Direction de l'hospitalisation prévoit d'appliquer, pour le vendredi 8 août au matin, un plan baptisé « Chaleur extrême ».

Mais qu'est devenu le fameux communiqué réclamé la veille à la Direction générale de la santé par William Dab, le conseiller de Jean-François Mattéi ?

Le jeudi 7 août, Yves Coquin, préposé à l'intérim du professeur Abenhaim, en reçoit le projet intitulé « Ozone + Chaleur + Soleil » à midi moins le quart… Laurence Danand, la responsable de presse du ministère, en réceptionne le double. Sur proposition de cette dernière, les services de la Dgs s'en emparent pour l'amender… Au vrai, il sera réorganisé en deux parties : l'une porte sur les conséquences de l'ozone, l'autre traite spécifiquement des effets de la canicule. Je note au passage le manque cruel de moyens des scientifiques chargés de travailler sur les pollutions de l'atmosphère.

En fin de journée, la dernière section du texte « cannibalisé » est envoyée sur la messagerie du directeur adjoint de la Dgs. Vingt-cinq minutes plus tard, Yves Coquin le valide, le signe et le réexpédie par e-mail au service de presse, non sans avoir effectué quelques corrections supplémentaires. À 20 h 28, Mme Danand le transmet au cabinet du ministre, où le conseiller William Dab et trois chargés des relations presse le réceptionnent. L'aréopage apporte quelques nouvelles corrections à ce communiqué intitulé désormais « Chaleur ». En moins de trois jours, dix acteurs seront intervenus sur le document Dgs-URGENT commandé par le collaborateur du ministre. La France se meurt, le cabinet Mattéi tarde à rédiger…

Le lendemain vendredi 8 août, à 11 h 16, M. Yves Coquin adresse un message, « Urgence Haute », à Mme Danand, la chef du service presse. Il veut savoir si elle a obtenu le feu vert des « communiquants » du cabinet. Elle lui répond par la négative. Alors, le directeur adjoint de la Santé, rappelons-le, chef du service de prévention et de sécurité sanitaire, prie cette dame de ne pas diffuser le texte, car il est lui-même, dit-il, en attente d'autres suggestions...

Ce document relatif aux « recommandations sanitaires » appliquées à la canicule parviendra aux cent préfectures françaises et aux cent journalistes du réseau spécialisé Santé à 16 h 39. La procédure est cocasse, car, en effet, la plupart des journalistes, à Paris comme en province, sont déjà partis en vacances. En France, hauts fonctionnaires de ministères, rédacteurs en chef, éditorialistes s'évaporent quand le Conseil des ministres prend congé... Mais dans nos villes, le peuple poursuit son bonhomme de chemin. La question reste entière : pourquoi, en l'absence du chef de l'État, alors en vacances canadiennes, le tout-État déserte-t-il ses postes de responsabilité ?

Il aura fallu près de soixante heures pour rédiger ce fameux communiqué destiné aux autorités préfectorales et aux journalistes spécialisés : « La vague de chaleur est susceptible d'entraîner des répercussions graves sur la santé des personnes. La chaleur expose aux risques de déshydratation, de coups de chaleur et d'aggravation des maladies chroniques. Les risques sont particulièrement importants, et d'évolution plus rapide, chez les nourrissons et les personnes âgées, car ils n'expriment pas la soif, ou ne peuvent accéder, sans aide extérieure, à des apports hydriques adaptés. »

Les responsables de la Veille sanitaire et du ministère public ne peuvent ignorer que les « coups de chaleur » font partie des enseignements de base prodigués aux médecins durant leur période de conscription au Centre de santé militaire de Libourne. Compte tenu de leur âge, la plupart des médecins de la hiérarchie ministérielle en poste sont passés par Libourne à l'époque du service national au Centre d'instruction des médecins aspirants. Or, le communiqué qu'ils ont concocté est vague, imprécis. Il n'est pas de grande utilité pour les citoyens.

Ce texte étrange ne sera quasiment pas repris dans les journaux du 9 août. Les journalistes, qui savent déjà tout de l'ampleur de la catastrophe, jugèrent-ils ces recommandations préventives hors de propos ? Ceux que nous rencontrerons seront consternés par les conclusions du texte de la Dgs : « Il convient de leur proposer régulièrement des boissons fraîches, même en l'absence de demande, et au besoin de les aider à boire. Les bains et les brumisations peuvent être utiles pour les personnes âgées. » Les services de William Dab étaient quittes. Ce matin-là, le conseiller pouvait partir en vacances à l'étranger. Alors qu'il avait émis le premier l'hypothèse d'une crise. Le devait-il ? Il reste que quelques jours plus tard il sera promu à une haute fonction…

Une alerte théorique

Beaucoup de temps s'est écoulé depuis ce 6 août, au cours duquel M. William Dab prie ses services de rédiger ce texte. À cette date, on l'apprendra, il y avait déjà mille sept cents décès provoqués par la canicule…

Au soir de ce mercredi-là, Danielle Toupillier réclame un point d'information à l'Agence régionale d'hospitalisation d'Île-de-France, l'Arhif : elle veut connaître l'état de charge des services d'urgence hors la capitale. Aucun problème particulier, lui répond-on.

Avant midi le lendemain 7 août, le docteur Coquin prend langue avec l'Institut de veille sanitaire. Gilles Brücker, son directeur général, est en congé ; Martial Mettendorf, secrétaire général, assure l'intérim. Tout comme son collaborateur, Jean-Claude Desenclos, il reçoit le courrier électronique, pour le moins anxieux, d'Yves Coquin : « La chaleur commence à poser de réels problèmes. Nous avons des remontées des Ddass, éparses mais alarmantes, sur des cas de décès liés à la chaleur. Voici le projet de communiqué *(le fameux texte commandé par William Dab)* que nous devrions publier dans l'après-midi. Pouvez-vous réfléchir à la mise en place d'une surveillance de ces cas, ou d'un système de recueil avec analyse sur certains sites ? » Les fonctionnaires en charge ne maîtrisent pas la situation. C'est un problème : dans les hôpitaux, nous savons que la catastrophe peut encore être jugulée. À notre sens, la nation attend une alerte circonstanciée. Mais nos épidémiologistes et responsables de santé publique hésitent... Comment rétrospectivement ne pas frémir à telle lecture ? Tandis qu'en France on meurt massivement, un projet de communiqué portant sur l'anticipation d'un « excès de mortalité » se perd dans les méandres du ministère. Et l'on en est à « réfléchir » à la mise sur pied d'un « mode de surveillance »...

La convergence des informations venues « d'en bas » aurait dû alerter les collaborateurs du ministre, mais ceux-là ne veulent ni croire ni même expertiser les constatations des urgentistes.

Beaucoup plus tard, à l'automne, le 6 novembre, William Dab – nouveau directeur général de la Santé, poste auquel il succède à son patron démissionnaire, Lucien Abenhaim – déposera devant la Commission d'enquête parlementaire : « Jusqu'au 9 août *(alors qu'il s'apprête à quitter Paris)*, on ne disposait d'aucune information indiquant que la situation sanitaire était en train de se dégrader. » Or, le 6 août précédent, Marc Verny, spécialiste de gériatrie, a été on ne peut plus précis quant aux cas d'hyperthermie fatale qu'il constate : « Depuis trente-six heures, nous avons été confrontés, dans le service de gériatrie de l'hôpital de la Pitié-Salpêtrière, à trois cas d'hyperthermie survenus à 40° – dont deux décès – chez des personnes âgées touchées par des affections sévères. » Il précise : « Les cas risquent de se multiplier, et notamment dans les services où il y a des personnes âgées, des patients avec des atteintes neurologiques ou gênant la communication. Des mesures doivent être prises pour tenter de faire baisser la température corporelle de ceux qui seraient touchés. »

La cause est entendue : jeunes ou âgés, les patients fortement médicalisés, souffrant d'affections neurologiques, sont les plus exposés au risque vital. Dès lors, les praticiens réclament aux hiérarques d'informer les agents hospitaliers et l'opinion publique, bien entendu. Or, en ces instants, les responsables de la Direction générale de la santé planchent toujours sur la rédaction du fameux communiqué commandé le mardi précédent… Devant la même Commission parlementaire, le 6 novembre, le responsable des relations presse des sapeurs-pompiers de Paris, le commandant Jacques Kerdoncuff, dévoilera, à son insu, l'impéritie des autorités de Santé qui prétendaient « ne pas disposer d'informations concrètes » au moment des faits. En effet, pour les sept premiers jours d'août, les pompiers ont déjà effectué 1 788 interventions liées à la grande chaleur, soit 609 de plus que l'année précédente. Les médecins de la brigade comptabilisent alors cent enlèvements de victimes décédées à leur domicile ou sur la voie publique. Bien entendu, les gens âgés sont les plus touchés. Engagée sur le terrain, la base sait, le cabinet du ministre doute…

Mais reprenons la chronique de l'impensable. Le 8 août, Dominique Deroubaix, à la Direction de l'Assistance publique de Paris, est alerté par Pierre Carli, du Samu, et moi-même. La veille, à 10 heures du matin, m'entretenant avec un conseiller technique de la Direction de l'hospitalisation, j'ai signalé l'encombrement des services d'urgence du fait de l'indisponibilité des lits d'aval permettant aux divers services médicaux compétents de suivre nos patients. Mon correspondant m'informe alors qu'une cellule de veille des Hôpitaux de Paris vient tout juste d'achever une réunion destinée à « faire le point sur les capacités d'accueil en période estivale ». Je suis éberlué : les conséquences de la canicule n'ont été évoquées par aucun participant !

À la Direction des soins, Danielle Toupillier convoque une cellule de crise. L'après-midi, Dominique Deroubaix prie les directeurs des hôpitaux de libérer un maximum de lits, en reportant *sine die* les interventions chirurgicales programmées. Il demande fermement aux fonctionnaires de rouvrir tous les lits de médecine et de réanimation fermés par mesure d'économie pour l'été. Voici une phrase manuscrite bien alarmiste : « La situation est globalement très préoccupante. Je vous demande instamment de prendre toute initiative nécessaire dès réception. » M. Deroubaix ne se contente pas de réclamer la mise à disposition de lits, il en appelle à la mobilisation des établissements gériatriques, réclame la convocation de quatre cents infirmières et recourt au volontariat de la Croix-Rouge. Sans son action constante, nous n'aurions obtenu aucun soulagement.

Le soir, une dépêche de l'Afp reprend les informations des sapeurs-pompiers : « Sur les sept premiers jours d'août, les pompiers qui couvrent Paris et la Petite Couronne ont effectué 1 788 interventions pour des malaises liés à la déshydratation et à des coups de chaleur, contre 1 179 en 2002, pour la période considérée. »

Dans la nuit du 8 au 9 août, alors que la note du secrétaire général de l'Assistance publique-Hôpitaux de Paris est affichée dans notre salle de coordination des urgences, j'entends un interme d'orthopédie « refuser » l'appel d'un collègue du Samu 94. Celui-ci voulait nous adresser un blessé à la jambe fracturée. Dès qu'il a raccroché, je l'engueule. Il avait pourtant des lits disponibles… Ce jeune homme ne comprenait pas la situation : l'équipe du Samu et son blessé attendaient un lit depuis une heure dans l'ambulance garée le long d'un trottoir ! Je pris la responsabilité d'appeler aussitôt nos collègues en acceptant la prise en charge de leurs malades. L'exemple permet de comprendre combien la communauté médicale était lente à réagir, déconnectée de la réalité de la catastrophe. À ce propos, bien peu de médecins disponibles écourteront leurs vacances pour rejoindre les hôpitaux...

Tout va basculer lors du week-end des 9 et 10 août, tant les autorités sanitaires semblent inaptes à juger la situation. Le ministre Mattéi, nous le verrons, n'est encore pas informé... Enfin pondu, le laborieux communiqué, nous l'avons vu, n'a guère convaincu les médias. Est-il concevable, du reste, que la communication soit, à ce moment-là, l'unique préoccupation des gouvernants, alors qu'ils devraient concrètement prendre les bonnes décisions sanitaires ? À cet instant précis, le cabinet du ministre considère que les alertes des urgentistes ne sont ni plus ni moins qu'un plan médiatique destiné à servir les intérêts de la gauche... Navrant. Ils refusent de comprendre que les médias ne formulent que des constats d'action ou d'inaction. Il est clair que le ministère est déconnecté de toute réalité objective.

Beaucoup plus tard, la Direction générale de la santé prétendra n'avoir pas été informée des décisions de Dominique Deroubaix. Urgentistes professionnels, ambulanciers parisiens, gens des Samu et des Smur, sapeurs-pompiers d'Île-de-France affronteront seuls les conséquences de la catastrophe.

Anesthésie générale

Le combat est terrible. De plus en plus de mourants sont débarqués des ambulances. Mes collègues des hôpitaux me téléphonent sans cesse : « Nous n'avons plus assez de lits, nous n'avons que des morts. »

Le vendredi précédent, dans nombre de services, les médecins chefs avaient prévenu leurs assistants : « Ne libérez aucun malade, sinon nous hériterons de ceux des urgences du week-end. » – pratiques courantes. Maintenir artificiellement les lits occupés durant les jours non ouvrables et les congés est un petit jeu qui permet aux services de spécialités de gérer au plus près leurs intérêts. Privilège des caciques : le ronron hospitalier repose sur les interventions chirurgicales et les soins programmés. C'est même une loi dans le milieu. Canicule ou non, la logique est alors d'écarter par tous les moyens les patients perturbateurs venus de l'urgence. Installer l'un de nos patients dans un lit de médecine d'aval

« appartenant » au spécialiste de telle ou telle pathologie est un *casus belli* !

Ajoutons à ce catalogue désastreux un comportement ségrégatif à l'égard des vieux malades, ce tiers état. C'est ainsi, l'hôpital n'aime pas la vieillesse ! Voilà l'effet de la formation dispensée à nos étudiants : un « bon » malade est jeune, installé socialement, plutôt aisé, et il présente une pathologie unique. De même, on leur enseigne que la médecine de spécialité est le *nec plus ultra,* car elle ne nécessite pratiquement aucune garde, et surtout délivre le médecin d'une confrontation avec son patient. Ainsi la relation subjective malade-médecin, le sens même de l'acte médical, est évacuée. Comment, dès lors, ne pas affirmer que le vieux malade est un « indésirable » ? Passé soixante-dix ans, c'est un importun. À moins qu'il ne soit prospère et célèbre, c'est-à-dire assisté par un milieu familial influent dans le jeu social, gratifiant pour les administrateurs et les soignants.

À Paris comme en province, c'est le drame. Aux urgences comme en gériatrie, dans les maisons de retraite, les gens meurent dans les bras des personnels désemparés.

En concertation avec le médecin chef des sapeurs-pompiers de Paris, nos collègues des Samu ont répertorié les mesures appropriées aux cas d'hyperthermie : un protocole de refroidissement des victimes sur place doit être opéré, en recourant tout simplement à l'usage de glaçons.

L'édition du *Parisien* du samedi 9 août tire la sonnette d'alarme. Le quotidien a publié le fameux communiqué de la Dgs : « Fortes chaleurs en France : recommandations sanitaires. » Dans son édition du lendemain, le seul quotidien de proximité d'Île-de-France ouvre ses colonnes à Yves Coquin, le directeur de la Dgs par intérim. « Mercredi et jeudi, on a commencé à nous signaler des cas de décès, ce qui ne s'était pas produit aux premiers jours de la canicule[1]. Nous aurons une bonne idée dans le courant du mois de septembre, mais je crains déjà une très importante vague de décès : sans doute plusieurs centaines, malheureusement. » Le directeur adjoint ose là des arguments qui seront bientôt repris par les hauts fonctionnaires, quand, au fil des jours, ceux-ci regagneront le théâtre d'ombres, à Paris. L'État n'est plus administré, mais les responsables organisent déjà leur protec-

1. Souligné par l'auteur.

tion. En substance, le discours est d'une simplicité enfantine : nous avons été privés des informations réelles : à savoir les centaines de morts du début d'août. Les fonctionnaires incriminent la manie du secret de la Direction des Hôpitaux de Paris et des responsables de l'Institut national de veille sanitaire, « vieux ennemis » de la Direction générale de la santé. L'Invs reçoit alors l'ordre d'établir un bulletin d'alerte quotidien, sans effet concret sur la situation, mais non sans intérêt pour l'institution en cas de malheur…

L'urgence solitaire dans la tempête

Durant le week-end, nous manquons de personnel, de moyens et d'espace surtout, mais ceux qui sont sur le pont s'engagent plus encore. Quel média rendra compte du travail de ces hommes et de ces femmes de bonne volonté ? Tandis que la nomenklatura, absente, prépare ses arrières, la communauté hospitalière se collette avec le réel. Les femmes de ménage de l'hôpital, les aides-soignantes, les gens de salles et des services, la généreuse armée antillaise des hôpitaux de France, tous défilent aux urgences. Les représentants des syndicats CGT, FO, SUD,

CFDT nous prêtent main forte. Ils sont dans la bataille avec nous. Ils sont nombreux à donner des coups de main après leur journée de travail : « On a fini notre service, alors on vient vous aider. On peut laver, donner à manger, faire boire des malades. » Le calme, le métier des ouvriers de l'hôpital seront aussi d'un grand réconfort pour tous. Sans eux, notre cargo hospitalier serait en cale sèche. Ils seront notre seule ressource durant la canicule. Alors que les gestionnaires concèdent aux entreprises privées les mille travaux d'entretien et de maintenance de l'hôpital, ces ouvriers compétents nous rejoignent de leur propre initiative. Plombiers, chauffagistes, électriciens, pompiers, maçons et peintres déboulent à l'accueil des urgences. Ils prennent en main tout ce qui peut nous soulager en déployant leur ingéniosité. Certains passeront des heures à imaginer des bricolages extraordinaires, inédits, afin de faire baisser la température à l'intérieur du bâtiment. Ils améliorent les moyens d'aération, arrosent les abords extérieurs et le parvis à la lance d'incendie, puis ils camouflent les baies vitrées en suspendant des draps aux façades. Un moment, nous pensons descendre les patients dans les sous-sols, plus tempérés, mais nous y renonçons : les parkings sont amiantés et nous manquerions d'oxygène. Nos hôpitaux ont toujours été des maisons d'humanité, ils ne seront jamais des entreprises.

Nous nous procurons tous les moyens de réfrigération disponibles, les personnels de cuisine fabriquent de la glace sans désemparer, nous leur « taxons » même un congélateur pour conserver les glaçons. Ça ne suffit pas. Les étudiants en blouse de l'Ap-HP font la tournée des brasseries et des bars de notre extraordinaire quartier Saint-Antoine, ce cœur du Paris populaire, pour quêter de la glace... Un cafetier nous apporte sa réserve d'eau minérale, « c'est tout ce que je peux faire », mais c'est déjà énorme ! L'administration grâce au courage et à la volonté de Félix Perro nous dégote un congélateur supplémentaire, un artisan nous livre de grosses quantités de glace, le seul moyen d'agir sur la température des malades. Nous pensons utiliser un moment un produit anti-hyperthermie, rarement prescrit, mais nous renonçons après avoir pris l'avis de nos collègues pharmaciens.

Les services d'urgence disposent-ils d'un espace climatisé à Saint-Antoine ? Oui. Nous entassons quarante malades dans l'unique salle équipée : 50 m^2. On se débrouille. Les patients sont étendus sur des lits de glace munis d'alèses et recouverts de draps humides. L'équipe mouille sans cesse les pyjamas et les camisoles, l'air brassé des ventilateurs rafraîchit tant bien que mal les organismes défaillants. On abreuve, on vaporise les malades en péril. Les salles, les couloirs du service ont quelque chose d'apocalyptique. Avec ces moyens de fortune, nous parvenons à maintenir les organismes à 38°. Nous réhydratons, mais nous courons après le matériel de transfusion. À chaque seconde nous luttons. D'autant que nous devons prendre en charge les urgences habituelles en même temps que nous veillons sur nos coups de chaleur.

Pourtant, la place existe bien à Saint-Antoine… Mais, pour atteindre ses objectifs financiers, l'administration de l'hôpital a bouclé le service de garde d'orthopédie un jour sur deux depuis le début de la saison. Que faire alors, sinon se battre pour nos malades ? Nous sommes dépassés, mais l'équipe tient le coup. Le manque de bras, la pénurie d'outils et d'espace ont-ils causé des décès ? Les patients ont-ils tous disposé des mêmes chances de survie ? On répondra plus tard. Pour l'heure, pompiers, policiers, équipes d'intervention, urgentistes font tout ce qui est humainement possible pour sauver des vies. Si seulement nous avions travaillé avec

10 % de lits « fermés », au lieu de 30 % ! Seuls deux collègues médecins extérieurs à l'hôpital nous rejoignent : aucun médecin de ville n'aura cette initiative. Le professeur Carlioz, chirurgien orthopédique, septuagénaire, mon maître, arrive tout à trac. Il me lance : « Ne vous en faites pas, Patrick, je suis là. Je pousserai les brancards. » Et cet humaniste, passant une blouse, se met au boulot. En ces heures pénibles, nous recevons une foule de signes, de marques de solidarité des médecins de Saint-Antoine. Des personnels interrompent leurs congés pour se présenter au travail. Ils arrivent tôt le matin et quittent l'hôpital dans la nuit. Après le coup de feu, peu d'heures supplémentaires seront payées. Le pneumologue Christos Chouaïd, naguère au cabinet du ministre Kouchner, accourt, le professeur de cardiologie Ariel Cohen nous rejoint aussi, de même que le professeur Pierre-Marie Girard, spécialiste des maladies infectieuses. Leur engagement sera total, précieux. Ils agiront au nom même de la définition civique du service public hospitalier.

Les familles des patients, nombreuses, bouleversées par l'impensable, travaillent aussi. Elles calment, parlent, tranquillisent, vaporisent, « glacent », aident les infirmiers, apprenant les gestes de base, sur le tas. Ce dimanche-là, je devais partir avec mes deux enfants en vacances, j'y renonce. Ils comprennent sans que j'aie besoin de m'expliquer : « C'est pas grave, papa. Occupe-toi d'eux, ils en ont besoin. »

Le service est une ruche où chacun surmonte son angoisse. Des visiteurs s'alarment. Ils comprennent mal que nous disposions de si peu d'espace dans l'immense hôpital comparable à un bourg de province, avec ses rues, ses squares et ses allées au cœur même de Paris. Comment leur faire admettre qu'il n'y a que quatre cents lits d'hospitalisation à Saint-Antoine, hôpital public, alors que des cliniques, des établissements privés en possèdent souvent autant ? L'hôpital en comptait trois fois plus il y a trente ans. Aujourd'hui, malades et médecins étouffent dans l'exiguïté. L'hôpital s'asphyxie et se meurt ; nous le regardons s'éteindre.

L'hécatombe

Le Parisien du 10 août : « Les victimes de la chaleur de plus en plus nombreuses. » Dans une interview, j'affirme que nous sommes confrontés à une véritable hécatombe. Le soir même, à TF1, je rendrai public le nombre de cinquante décès constatés en quatre jours. Depuis le matin, Thibaut Malandrin, le jeune journaliste intègre et talentueux, et son caméraman, installés dans nos murs, mesurent la colère des hospitaliers. Ils sont d'une discrétion rare au milieu des malades et des soignants qui ont compris qu'il fallait à tout prix témoigner du désastre. J'avance ce chiffre de cinquante morts après validation par les collègues de l'urgence du Samu 94, de Villeneuve Saint-Georges, de Tenon, d'Avicenne, du Samu 93 et de Bichat. À Bourges, Orléans et La Rochelle – 192 passages aux urgences durant le week-end –, la situation est proportionnellement aussi grave que dans la capitale. Pourtant, les fonctionnaires nieront l'ampleur du drame en province. La France se meurt, les gouvernants ne le voient pas !

La bataille du dimanche est plus infernale encore que celle de la veille. Le docteur Isabelle Aune, urgentiste de l'hôpital de Gap, alors en congés à Martigues, prend le premier train de Paris pour nous rejoindre ; mon cher ami, le docteur anesthésiste Yazid Lassad, joue les infirmiers. Les soignants se dépensent sans compter, sans épargner leurs heures. Aussi enrageront-ils quand des hommes politiques de peu de foi, des éditorialistes embusqués attribueront les conséquences sanitaires de la canicule à la réduction du temps de travail à l'hôpital... Alors que nous donnons tout, nous nous sentons méprisés, outragés.

Les crises permettent toujours de démasquer ceux qui ont divorcé du peuple. Quand, à l'issue de la tragédie, le Premier ministre Raffarin et son ministre de la Santé évoqueront le projet de verser une prime exceptionnelle aux personnels des hôpitaux de France, ceux-ci la refuseront, unanimes. (Avec le temps, bien peu la recevront, et certains l'offriront aux urgences...) Car tous savent que l'hôpital a d'abord besoin de bras supplémentaires. À chacun, selon ses convictions, de gérer sa culpabilité. Il reste qu'à l'hôpital comme dans les commissariats et les casernes de pompiers, personne ne protestera, aucune organisation syndicale ne réclamera la moindre obole. La nuit, alors que nous nous démenons, épuisés, me revient l'image des infirmières parigotes de la Libération, courant les quais de la Seine mitraillée pour se porter au secours des insurgés blessés. Ce courage, que les technocrates ignorent, appartient à l'histoire des hospitaliers parisiens. C'est même l'un de nos mythes les plus vivaces.

Tout devient problème. À un moment, nous avons jusqu'à soixante-dix malades brancardés, la surveillance ne doit pas se relâcher, l'hyperthermie guette, et nous ne voulons perdre aucun patient.

La directrice de Saint-Antoine se fait alors étrangement agressive à mon égard. Obtempérant sans doute aux ordres, elle a intimé à la conciergerie de ne plus laisser entrer les journalistes à l'hôpital. Réflexe archaïque : écartons les reporters, rien ne se passe, le peuple ne doit pas savoir. Ainsi sont les taiseux qui me reprochent de parler, de répondre à la presse. Alors que les hospitaliers sont sur le pont, que les « responsables » sont en congé, la petite et moyenne hiérarchie intrigue, se défausse, perd ce qui lui reste de ressort professionnel. La rhétorique de ces gens, leurs mots-valises, « solidarité », « assistance », « soutien », sonnent creux.

Confirmation de ce caporalisme ? Une fois la canicule passée, je serai écarté des réunions de travail par une administration soumise aux ordres. De l'aveu même du secrétaire général de l'ordre des médecins, mon style gêne le système de ce grand appareil mutique. Malheur à qui résiste ! On me cataloguera « grande gueule », mais comment être autrement quand tout fait défaut et que la bureaucratie s'en lave les mains ? Il me vient que les « Grands hommes » de l'histoire du peuple, ceux que j'aime, avaient été moqués ainsi en leur temps.

Avant cette canicule, nos administrateurs avaient bien mal supporté que nous les accusions de se préparer à une clôture excessive de lits pour l'été. Mécontent, le directeur adjoint de l'hôpital m'avait alors adressé un e-mail, avec copie à toutes les messageries de l'établissement, dans lequel il prétendait que je « desservais » la cause de l'hôpital Saint-Antoine, que j'avançais tout et son contraire, que je n'étais ni plus ni moins qu'un imbécile. Nous ne partagions pas les mêmes valeurs. Depuis, nous nous sommes un peu mieux compris. Ses analyses serviront le progrès de l'hôpital public.

Ce dimanche 10 août fut notre Golgotha. Inquiet, Yves Coquin, à la Dgs, se rapproche de la Direction des soins, la Dhos : cette administration dispose-t-elle d'un plan canicule clés en main ? Négatif. Le professeur Pierre Carli signale à la Ddass l'afflux inhabituel de personnes âgées aux accueils d'urgence. Les fonctionnaires de la vénérable institution requièrent alors les personnels de la Mairie de Paris : ils s'attellent ensemble à prévenir par téléphone les directeurs des maisons de retraite du ressort, afin qu'ils mettent en place les gestes préventifs de déshydratation. Pour Carli et moi-même, il est impératif de « glacer » les malades en institution, mais surtout il recommande aux directeurs d'établissements de les maintenir sur place, de veiller sur eux, afin d'éviter les risques de décès prématurés lors d'inutiles transports en ambulance. Nous rédigeons et nous diffusons aussitôt un protocole de prise en charge de soins.

De retour à Paris, Rose-Marie Van Lerberghe, directrice de l'Assistance publique, visite trois hôpitaux en compagnie du chef des Samu, Pierre Carli. La série noire progresse : l'hôpital Saint-Joseph « déleste » ses cas d'urgence vers d'autres services parisiens. À Saint-Antoine, je refuse de me décharger de notre mission : ces délestages sont risqués. Notre service ne renoncera pas. Où iraient les malades ? Vers d'autres services saturés ?

Une maison de retraite de Suresnes, Les Jardins d'Arcadie, signale à la Dgas qu'elle ne peut plus assurer la conservation des cadavres depuis la mort de deux de ses résidents : son funérarium est saturé. Carli prend alors contact avec la zone de défense de Paris. Les fonctionnaires préfectoraux confirment ses analyses catastrophiques. Un peu plus tard, dans *Le Monde* du 19 août, Jean-Yves Nau rendra compte des propos de

Carli : « Quand on sera devant la justice, puisque cette affaire ira devant la justice, il faudra que l'on me démontre que je n'ai pas fait ce qu'un directeur de Samu devait accomplir en l'espèce. » Ces phrases sibyllines anticipent les critiques diffamatoires qui émanent déjà, quoique voilées, des hiérarques imprévoyants. Nous autres, médecins de terrain, serions « en panique ».

Avec les collègues, nous pensons qu'à ce moment crucial de l'hécatombe le ministre de l'Intérieur, sur la base des données préfectorales, devrait se substituer au ministère de la Santé défaillant, en mobilisant les moyens de la Sécurité civile, recourant ainsi à l'application des ordonnances de 1959. Nous ignorons que la Santé, la Défense et l'Intérieur ne communiquaient pas…

Situation « maîtrisée » ? La méthode Coué

Le lundi 11 août, il n'y a plus un seul lit de réanimation disponible sur Paris, aucun lit de chirurgie. Les personnels sont à bout, les sapeurs-pompiers et les policiers stupéfaits des taux de mortalité des gens âgés. Nous partageons le même effarement. En l'absence de réaction gouvernementale, seule une chute des températures pourrait enrayer la catastrophe. Recourant aux médias, la hiérarchie de la Santé publique attribue une fois de plus ces décès à des causes de « mort naturelle ». Révolté par cette désinvolture, je téléphone au cabinet du ministre vers 10 heures. Je n'avais pas parlé aux conseillers depuis le mois de mai, date de la grève des urgences. Méfiance. À leurs yeux, je suis coupable de m'être adressé à l'opinion publique par le truchement des médias, je redoute qu'en haut lieu on m'instruise un mauvais procès. On me passe alors Mme Bolot-Gittler, directrice adjointe du cabinet du ministre. Elle m'écoute lui dépeindre l'état de la situation à Paris et en province.

En salle de coordination, à Saint-Antoine, là où nous remplissons manuellement les dossiers des malades – le système informatique installé depuis trois ans ne fonctionne toujours pas –, l'équipe discute des diagnostics, des thérapeutiques et des multiples questions d'éthique qui se posent depuis le début de la canicule. Le personnel serre les dents, tandis qu'autour de nous les gens meurent, les familles s'effondrent. Nous tenons. Je me souviens d'une collègue infirmière, des larmes plein les yeux. Nous bavardons. Elle essuie furtivement son visage avec la manche de sa tenue verte : « Ça va. On y arrivera. » Nos amis pompiers de la compagnie Chaligny ne nous quittent plus. Ce sont des gens formidables. On doit même parler d'héroïsme de la part de ces soldats du service public. Je me souviens que certains d'entre eux prendront sur leur temps de repos pour nous aider à brancarder, à humecter et à faire boire nos patients. J'éprouve alors une rare euphorie dans ce désastre.

Au ministère, en l'absence du professeur-conseiller William Dab, parti en congé, Mme Anne Bolot-Gittler, rentrée de vacances, fait le point de la situation avec Yves Coquin, ce lundi 11 août. Elle convoque vers midi les responsables de la Direction générale de la santé et ceux de l'Hospitalisation. Selon la représentante de la Dhos, les urgences d'Île-de-France sont totalement engorgées. La responsabilité en incombe aux directions d'hôpitaux, coupables d'avoir fermé plus de lits que prévu. Situation très préoccupante. Néanmoins, Anne Bolot-Gittler autorise la conseillère en santé publique du cabinet du ministre à partir à son tour en vacances…

Depuis près de dix jours, les urgentistes du Samu, les pompiers, les policiers, les ambulanciers, et désormais les employés des pompes funèbres sont les seuls, avec les journalistes, à mesurer le cauchemar que le pays ignore encore.

À 10 heures, la Direction générale de la santé adresse ce message à la directrice adjointe du cabinet de Mattéi. Anne Bolot-Gittler : « La Dgs a reçu, vendredi dernier, pour la première fois depuis le début de la vague de chaleur, des appels de Ddass signalant les décès par coup de chaleur chez les personnes hospitalisées ou en institution. Nous avons essayé de faire le point rapidement avec le Samu de Paris, les pompiers, ce qui nous a confirmé que les quarante-huit dernières heures avaient constitué un tournant, mais que la situation était maîtrisée[1]. »

Situation maîtrisée… Alors que depuis soixante-douze heures, nous enregistrons des pics de surmortalité inédits ? L'incohérence gouvernementale est une nouvelle fois manifeste.

On ne tient aucun compte des cinquante décès que j'ai dénoncés publiquement. Or, la Dgs sait depuis peu que les funérariums de Paris et d'Île-de-France, ceux de l'Assistance publique compris, sont maintenant saturés. Le ministère de l'Intérieur et l'Institut médico-légal de Paris confirment. Non sans indiquer toutefois qu'il n'y a là rien d'anormal en période estivale…

---

1. Souligné par l'auteur.

En fin de matinée, je suis convié, en tant que syndicaliste hospitalier, à une réunion de crise de l'Assistance publique. Il y a là des représentants de la direction générale des Hôpitaux, un représentant du préfet, trois urgentistes, Pierre Carli, un collègue de la Pitié-Salpêtrière et moi-même, ainsi que Danielle Toupillier, de la Dhos. C'est alors que j'ai un vif échange avec le représentant du préfet Proust, absent de Paris, en vacances bretonnes. Le fonctionnaire intérimaire condamne les propos que j'ai tenus la veille au soir, quand j'avançais le chiffre de cinquante morts constatées sur Paris. Pour cet homme, mes propos irresponsables pourraient provoquer un mouvement de panique dans l'opinion publique. Nous saurons bien plus tard qu'au moment de cette altercation il y avait déjà cinq cents décès dans les établissements de l'Assistance publique !

Qu'importe, je profite de la présence d'un fonctionnaire de la Ddass 75, représentant l'Agence régionale d'hospitalisation d'Île-de-France, pour insister sur la gravité de la situation, alors que la plupart des participants la minimise. « Heureusement, dis-je, Dominique Deroubaix, à l'Ap-HP, renforce le plan d'alerte. » Je réclame en vain l'application du Plan blanc… Pour le Samu, le professeur Pierre

Carli se livre à son tour à l'exposé des caractéristiques de l'hyperthermie chronique ; nous discutons ensuite d'un plan « Chaleur extrême ».

L'après-midi, afin de démontrer ma volonté d'agir, je participe à la conférence de presse qui suit. Les hauts fonctionnaires veulent s'en tenir à un simple message de prévention ! Il est si tard déjà… Reste que la Direction générale de l'Assistance publique avoue enfin que les hôpitaux sont confrontés à une situation exceptionnelle. Pierre Carli prie fermement les journalistes de faire « passer » les fameux conseils de prévention aux familiers des gens âgés, aux gérants sanitaires des maisons de retraite. « Ces messages, selon le rapport Lalande que nous évoquerons un peu plus loin, seront peu relayés par les médias au profit du débat sur le nombre de décès. » Les journalistes savent que le feu s'est emparé de la maison France.

Administration et terrain

De retour à l'hôpital, j'ai tôt fait de comprendre, à quelques regards épuisés, que l'équipe en sous-effectif flanche. L'embouteillage du service est dramatique. Céline, une collègue infirmière, m'interpelle : « Il faut que tu agisses, Patrick. On ne tient plus, nous sommes débordés. » Je trouve le temps de relater les conversations du matin. C'est la stupéfaction générale, l'écœurement.

Nous avons installé un distributeur d'eau à l'accueil, les gens patientent dans de meilleures conditions. Félix Peraut, notre remarquable directeur des soins infirmiers, a réussi à ouvrir quelques lits de l'hôpital. Sous l'auvent, dehors, les véhicules des pompiers, du Smur, les ambulances stationnent à la queue leu leu.

Au « 20 heures » de TF1, en ce 11 août, Jean-François Mattéi va commettre deux impairs en direct.

Sur l'avis de sa conseillère « image » (ex-collaboratrice de Michèle Barzach, autre ministre de la Santé), il se présente à la caméra en polo, alors qu'il avait accueilli un peu plus tôt l'équipe de tournage en chemise. En contrechamp, le téléspectateur hexagonal perçoit le frémissement d'un vent léger dans les arbres d'Hyères.

Deuxième erreur : s'appuyant sur le communiqué répercuté par son cabinet, le ministre annonce que les dernières heures constituent « un tournant ». Car, désormais, « la situation est maîtrisée », n'est-ce pas... Il indique que le gouvernement, attentif et « préoccupé », ne sous-estime en rien la situation. Or, le soir même, l'Assistance publique de Paris comptabilise deux cent vingt décès, il y en aura deux cent cinquante le lendemain, deux cents le surlendemain, 13 août ...

À l'hôpital, nous ressentons une gêne commune devant le téléviseur : sans doute mal renseigné du fait de la prudence de ses collaborateurs, le ministre ne dispose pas des informations réelles. Pour lui, il n'est pas question de catastrophe, mais d'une crise, d'une épidémie « sous contrôle ». Il croit que ses administrations, en état d'alerte, « maîtrisent »... J'en tiens pour preuve le message invraisemblable qui a été publié l'après-midi même, à 14 h 27, par la Dgs, et transmis aussitôt à la résidence varoise de Jean-François Mattéi : « L'acuité des problèmes rencontrés en Île-de-France, dans les hôpitaux de l'Ap-HP, ne se retrouve pas, ou peu, dans les autres régions [...]. Dans l'ensemble des services hospitaliers, une augmentation des passages de personnes âgées est perceptible, mais il n'existe pas d'engorgement massif des urgences. Les difficultés rencontrées sont comparables aux années antérieures[1], en dehors de cas ponctuels de certains

1. Souligné par l'auteur.

établissements et d'un ou deux départements d'Île-de-France. »

Pour moi, ce texte est la preuve irréfutable du mot d'ordre qui court le ministère : les événements de Paris ne se déroulent nulle part ailleurs. La politique de l'autruche. Je fais le lien : quelques heures plus tôt, le patron d'un des plus importants groupes hospitaliers universitaires de Paris s'en est pris à moi : « Il n'y a qu'à Saint-Antoine que ça ne tourne pas rond ! »

Ainsi déconnecté des réalités, le ministre conclut son intervention en direct. Il annonce qu'un numéro vert « Canicule » sera ouvert dès le lendemain et permettra aux citoyens d'obtenir des conseils de santé fiables. Fort bien. Il est vrai que l'association Sida-Infos-Service a gentiment cédé ses lignes téléphoniques, mais le ministre ne sait pas qu'elles sont indisponibles ! En effet, son ministère est en dette de 150 000 euros avec cette association ! Une nouvelle fois, Jean-François Mattéi est tenu dans l'ignorance. De plus, le « numéro vert » est un placebo hors de saison devant une telle catastrophe. Nous en sommes consternés : nous réclamons des lits, la mobilisation et le rappel des personnels de santé, et le ministre ouvre une ligne téléphonique… Mais il y a pis. Interrogé sur le bilan des victimes connu, le ministre déclare : « Honnêtement, je ne peux pas vous répondre, j'entends des estimations, cinquante par-ci, trois cents par-là... » Une telle légèreté condamne d'avance les déclarations ultérieures d'un ministre privé de crédit. L'entretien s'achève.

Tard dans la nuit, les radios apprendront aux Français que les services funéraires et médico-légaux ne parviennent plus à juguler l'afflux des cadavres. Voici les termes du communiqué officiel : « Plusieurs facteurs concourent actuellement à la saturation des chambres funéraires ou mortuaires en Île-de-France :

« – Augmentation des décès dus à la canicule ;

« – Recours plus fréquent aux chambres funéraires en raison des fortes chaleurs qui rendent difficile la conservation des corps à domicile ;

« – Réduction des effectifs de personnel en période de vacances. »

Des gants de rechange

Le lendemain 12 août, la situation est dantesque.

Les services du préfet Proust – celui-ci toujours vacancier – refusent de transmettre à l'Institut national de veille sanitaire le nombre des décès constatés sur Paris. Les pompiers, nous le découvrirons plus tard, seraient assez d'accord pour les fournir, mais le cabinet du ministre de l'Intérieur le leur interdit...

À Saint-Antoine, nous enregistrons nos premiers arrêts cardiaques, l'état vital des gens qui nous arrivent est le plus souvent problématique. J'ai dormi dans mon bureau, la nuit précédente, mais à l'aube, je constate que l'équipe ne récupère plus. « Bon Dieu ! me dis-je, si même le personnel ne parvient pas à remonter la pente, la journée va être terrible dehors. »

Effectivement, les températures diurnes et nocturnes se rapprochent les unes des autres : tout espoir de sommeil réparateur est désormais vain.

Pompiers et urgentistes des Samu combattent dans la peine, la gravité. Ils nous confient que les moyens ne suffisent plus, ils traitent donc les gens à même les trottoirs dans les arrondissements nord de Paris, alors qu'au « Téléphone sonne » le chef de la prévention du ministère en est encore à donner des conseils de prudence aux auditeurs de France-Inter... Les pompiers nous disent que, partout, les gens meurent. Une escorte de flics s'excuse presque en pénétrant dans notre service : « On a tellement de cadavres qu'on n'a même plus de gants au commissariat. Vous pouvez nous dépanner ? »

L'administration, toujours absente, ne décide aucune mesure exceptionnelle. Aucun Plan blanc n'est adopté, on ne recourt pas à la mobilisation de l'armée.

L'après-midi, un journaliste m'apprend que, désormais, mon cas relève des conseillers de l'hôtel Matignon. Ils sont au fait de mes moindres gestes, de mes contacts téléphoniques. La comédie est sœur de la tragédie. Alors que je ne bouge pas de l'hôpital, on me reproche d'être trop « intervenant » dans les médias. Aurais-je dû me retrancher dans le silence comme tout le monde ? Congédier les journalistes qui, eux, se sont faits les témoins d'une incapacité politique rarement égalée jusqu'alors ?

Tandis que le préfet Proust arpente ses landes bretonnes, le préfet du Val-de-Marne, homme de bon sens, déclenche le Plan blanc sur son département. Mais Paris ? mais la Petite Couronne ? Il s'agirait pourtant d'une simple mesure de bon sens, puisqu'elle impose d'autorité la réouverture des lits fermés aux directeurs des hôpitaux. Ce plan permet de rappeler les personnels en vacances, de requérir médecins, infirmières et aides-soignants. Dans les grands bureaux, les cyniques prétendront qu'une telle mobilisation n'aurait pas permis de sauver plus de vie... Que leur importe que des vieillards agonisants meurent sur des brancards, sans dignité...

Femme d'honneur du ministère de la Santé, Danielle Toupillier et son équipe de la Dhos feront leur possible. Engageant sa propre responsabilité, elle applique des mesures dictées par sa conscience et sa compétence : levée immédiate des freins à l'admission des patients « urgence » dans les services de suite et de réadaptation.

À l'issue d'une réunion inter-direction initiée par le cabinet du ministre – à laquelle je ne serai pas convié –, j'apprends que le nombre de trois mille morts circule... Mais le silence officiel perdure : il n'est pas bon d'affoler les Français.

Pierre Carli, pour le Samu, et Dominique Deroubaix, pour l'Assistance publique, resteront fermes face aux conseillers qui prétendent à qui veut l'entendre que l'appareil sanitaire a les choses en main. Une brève altercation opposera même Dominique Deroubaix au proche entourage du ministre. Pour celui-là, « la situation est catastrophique, je vous demande absolument d'en tenir compte ». L'étage du ministre me fait penser à la capitainerie désemparée du *Titanic* avant le naufrage.

Le soir même, je participe au « Téléphone sonne ». Je retrouve Pierre Carli, Danielle Toupillier et Yves Coquin à la Maison ronde. Avant que l'émission ne commence, on m'explique que « l'avenue de Ségur n'a pas cessé d'agir » : « Demain, vous aurez des renforts, la Croix-Rouge, l'armée. » Demain...

J'ai la nette impression qu'Yves Coquin tient à me calmer avant que les auditeurs de France-Inter n'interviennent à l'antenne. J'ai le sentiment que nous ne vivons pas sur la même planète. Comme si c'était moi le problème, et non pas la situation du pays !

Un système en faillite

La pression des médias l'impose : le cabinet du ministre de l'Intérieur prie ses préfets de dresser, pour le 14 août, la nomenclature des décès, jour par jour, dans leurs départements respectifs. Les premières informations chiffrées des entreprises de pompes funèbres parviennent à la Direction générale de la santé qui se réfugie toujours dans le mutisme. Les informations ne seront pas communiquées sur-le-champ.

Néanmoins, le cafouillage ministériel se poursuit : à 18 heures, interrogé par Fabienne Le

Moal, Jean-François Mattéi déclare sur Europe 1 : « Ce n'est pas une catastrophe sanitaire. » Il explique : « Je pense que toute vie humaine est précieuse, je pense qu'il ne s'agit pas de morts naturelles, comme certains ont voulu le dire, mais que la chaleur a précipité vers la mort des personnes fragiles, parce que âgées, parce que atteintes de maladies chroniques. Je pense que nous sommes dans une situation qui est difficile. Je confirme que les services d'urgence sont engorgés. Mais je crois qu'il faut réserver les termes à des situations appropriées. Je pense que la situation est effectivement très grave. » Mais pas catastrophique... Un ministre du gouvernement Raffarin ne peut prononcer ce mot, or, depuis 16 heures, le ministre en est informé : Anne Bolot-Gittler, directrice du cabinet, l'a prévenu que les Pompes funèbres générales évoquent plusieurs centaines de décès...

Deux heures plus tard, au « 20 heures » de France 2, Lucien Abenhaim, patron de la Direction générale de la santé, de retour de congés, sera le premier à parler de trois mille morts !

Malgré les promesses d'Yves Coquin, notre service de Saint-Antoine ne bénéficiera d'aucun renfort médical, sinon du soutien de deux jeunes secouristes volontaires de la Croix-Rouge !

J'apprends que le ministère a obtenu vingt secouristes, aussitôt répartis sur cinq hôpitaux parisiens...

De plus en plus de moribonds

Profitant d'une pause, j'entre en relation avec les délégués de l'Amuhf, Montreuil, Samu 93, Villeneuve-Saint-Georges, Beaujon, Tenon. Partout, la même antienne : c'est l'hécatombe. Des collègues du Samu 93 ont « tourné » deux heures avant de trouver un lit d'hospitalisation pour un gosse ; le matin même, les Samu n'ont sauvé aucune vie sur vingt arrêts cardiaques. Le docteur Philippe Guille des Buttes, délégué adjoint de l'Amuhf pour la région Centre, m'informe que l'hôpital d'Orléans remonte la pente grâce au Plan blanc décidé par le préfet.

L'après-midi, un ami du *Parisien* m'appelle : « Patrick, c'est dramatique. Sur toute l'Île-de-France... Nos correspondants nous disent que les gens meurent en masse. » Un peu plus tard, Jean-François Mattéi prend contact avec moi. Au même instant, Cabu et Philippe Mouget, de *Charlie-Hebdo*, sont en face de moi. Jean-François Mattéi à l'appareil : « Allons Pelloux, pas de ministre entre nous. On est médecin. » Il me dit qu'il est de retour à Paris, qu'il est présent, sur le pont. Je suis un peu rasséréné par ce coup de fil confraternel qui me porte à croire que les informations du terrain vont peut-être l'emporter.

C'est ce jour-là que le ministre sera interpellé par l'infirmière en colère de la Pitié-Salpêtrière. Les conseillers avaient pourtant « préparé » ce déplacement en CHU, mais ils sont mal informés de l'humeur des personnels. Patatras ! L'opération médiatique de reconquête de l'opinion tombe à l'eau après cette réapparition calamiteuse du ministre des hôpitaux sur les écrans. Qu'importe : à défaut d'avoir géré la crise caniculaire, les courtisans s'occupent maintenant de l'image de Jean-François Mattéi.

Claude Gloasguen, le leader de la droite à la municipalité de Paris, répète à qui veut l'entendre que « Pelloux n'est pas franc du collier. C'est un sous-marin du PS ». Comme si être à gauche était la preuve de ma duplicité. Je ne suis pas au parti socialiste. Pourtant, ce monsieur persiste et signe en confiant ses doutes à Pascale Sauvage, journaliste politique du *Figaro*. Il est vrai que j'ai soutenu la campagne de Bertrand Delanoë contre celle de Jean Tibéri. On sait ce qu'il est advenu du collègue de M. Gloasguen... Mon engagement citoyen en faveur des socialistes en restera là. On voudrait faire croire que le médecin urgentiste ne serait rien d'autre que l'objet d'une manipulation ? M. Gloasguen a oublié d'ajouter que, selon des sources sûres, j'étais capable d'agir sur le climat... De quel bois sont donc faits ces hommes ? Avoir voulu nuire à la réputation d'un médecin de terrain en de tels instants me révulsera longtemps. Quelle idée de la République anime donc le leader de l'Ump à l'Hôtel de Ville ?

Dès lors, j'évoquerai publiquement la nécessité de constituer une commission d'enquête parlementaire au plus tôt. Ce me semble être la moindre des choses en démocratie. Pourquoi ? Je redoute l'orchestration de la défausse d'État, du genre « responsable mais pas coupable ». Les arguments ? Le nombre de trois mille morts circule, les hospitaliers sont les seuls mobilisés, alors que les hiérarques de la santé publique et les directeurs, toujours absents, n'ont encore pris aucune mesure de coordination des services de l'État. Les personnels ne disposent d'aucun soutien, tandis que des centaines de cadavres attendent aux portes des morgues.

Le même jour, Jean-Louis Debré souhaite cette saisine à son tour. Alors que, le lundi 11 août, l'ex-ministre Kouchner, en général mieux inspiré, « démolit » les urgentistes sur Europe 1 – « Le gouvernement n'est tout de même pas responsable de la canicule » –, le président de l'Assemblée nationale est le seul homme du pouvoir à se montrer conscient de la situation. Sur les radios, il bat en brèche les atermoiements d'un Jean-Pierre Raffarin toujours en vacances à Combloux. Interrogé par les télévisions devant son chalet, le Premier ministre a le front de mettre l'opinion en garde contre « les polémiques politiciennes ». C'est clair : l'occupant de Matignon s'est réfugié, lui aussi, dans un monde virtuel... Le pouvoir exécutif est dans les limbes, quant au chef de l'État, il poursuit ses vacances discrètes au Canada.

Quelques jours plus tard, dans la semaine du 18 août, je rappellerai un numéro laissé sur ma messagerie. L'Assemblée nationale... Mon interlocuteur m'apprend que « le président Debré » tient à me rencontrer au plus tôt.

C'est quoi ce type ?

Dans la posture de l'homme d'État, Jean-Louis Debré me prend à la volée et m'expose en substance : « Je me suis renseigné. Votre combat est juste. Je vais vous aider : nous mettrons en place une mission ou une commission, nous devons savoir ce qui s'est passé. Vous êtes victime d'une cabale organisée par le cabinet du ministre. » Nickel, me dis-je. Il reprend : « Quand je vous ai vu vous trémousser à la télé, je me suis dit : "Qu'est-ce que c'est que ce type ?" Je téléphone à mon préfet d'Évreux. Il me répond qu'il n'est au courant de rien. J'appelle alors mon directeur d'hôpital. Même ton : tout va bien ! À la sortie d'une réunion, en mairie, un de vos copains urgentistes à l'hôpital d'Évreux me tire par la manche. Il me souffle : "C'est une catastrophe !" J'appelle aussitôt mes services municipaux. Le préposé me signale que j'ai plus de trente certificats de décès à parapher... Alors là, je pense qu'il se passe des choses graves. J'appelle le cabinet du ministre de la Santé, à Paris. On me rétorque : "C'est bon. Tout va bien : nous maîtrisons la situation. De toute façon, Pelloux n'est pas de notre bord." »

Jean-Louis Debré me confie alors qu'il ne reconnaît pas sa France dans ces propos de grabataires politiques. Le bénéfice de la mise en place de la mission d'enquête Canicule, confiée au docteur Françoise Lalande, inspectrice générale des Affaires sociales, reviendra en partie à l'influence du troisième personnage de l'État. Sans flagornerie, il y a quelque chose qui sonne gaulliste et républicain chez Debré, ce n'est pas si mal dans ce désert estival.

L'intermède clos, revenons au mercredi 13 août. Par téléphone, Danielle Toupillier m'apprend que, sur décision du Premier ministre, utilement conseillé par Nicolas Sarkozy, la Direction générale des hôpitaux doit appliquer le soir même le Plan blanc sur Paris et l'Île-de-France. Enfin !

Depuis quarante-huit heures, le directeur général adjoint de la Santé, Yves Coquin, a le front de déclarer que les décès constatés ne sont que des « morts naturelles ». Interrogé par Thibaud Malandrin au « 20 heures » de TF1, je dirai le contraire : « Il ne s'agit pas de morts naturelles. Nous assistons à une hécatombe des vieilles personnes. »

Matignon s'ébroue

Le matin du 14 août, par téléphone et Internet, nous échafaudons des scénarios de sauvetage avec les collègues urgentistes des régions. Les idées fusent. Inapplicables car trop tardives. Le gouvernement est encore en vacances, les technocrates de même. On avance des suggestions concrètes. L'engorgement des services, la disparition des stocks de lits d'aval arrivent à un tel point que nous réfléchissons au moyen de faire réquisitionner dans chaque quartier de Paris les locaux dotés de systèmes de climatisation. Arrondissement par arrondissement, nous pourrions diriger les malades en état de déshydratation vers les théâtres, opéra, cinémas, salles de sport et halls d'hôtels. La Sécurité civile doit être capable de faire ça. Mais qui prévenir, quels sont les réseaux qui pourraient nous permettre de joindre un homme d'action qui se laissera convaincre d'agir face à l'ampleur du séisme ? Le ministre de l'Intérieur est absent de Paris. L'administration préfectorale ? C'est elle, l'autorité d'État. Que faire ?

Les praticiens de terrain n'ont besoin ni de statistiques ni de calculette, le téléphone suffit. Combien sommes-nous, infirmières, médecins et professionnels, à repousser le désespoir qui nous guette ? Combien de jours devrons-nous tenir, avant que le mercure baisse dans les thermomètres ? Quand sortirons-nous du cauchemar, de cette fuite en avant qui interdit la réflexion, occupés que nous sommes à maintenir nos patients de ce côté-ci de la vie ? Les rumeurs les plus folles courent : pour les pompiers, il y aurait au moins dix mille morts…

De retour à Paris, le professeur Abenhaim, directeur général de la Santé, évoque le chiffre de trois mille morts.

Le cafouillage continue. Ce seront les porte-parole des entreprises de pompes funèbres qui avanceront le chiffre de six mille morts, et non l'État républicain. Une hécatombe. Non ! Une « épidémie », rétorquent les fonctionnaires de l'Institut national de veille sanitaire et de la Direction générale de la santé. Pour nous médecins, les approches linguistiques du phénomène que nous sommes en train de vivre ne sont vraiment pas à l'ordre du jour. Mais c'est ainsi, les modes de réflexion intellectuelle l'emportent sur les réalités. C'est sans doute ça, la pensée unique : évaluation, définition, qualité ! Comme si le recours aux écrans, aux machines, à l'arsenal technique, aux statistiques, aux courbes renforçait la foi des Diafoirus dans leur stupide et fameux « risque zéro ». Voilà qui n'existera jamais. Car les personnels de l'hôpital, femmes et hommes de terrain, vivent des réalités médicales qu'ignorent désormais les élites comptables, les propagandistes de la productivité.

Or, prendre en charge, soigner, ne dépendra jamais des dernières techniques ou des imparables prévisions. Mais seulement d'un humanisme actif, volontariste.

Je ne me lasse pas de feuilleter dans ma bibliothèque le *Mémoire sur les hôpitaux* de notre vieux chirurgien, Jacques-René Tenon, médecin du roi, député à l'Assemblée législative de 1791 : « L'hôpital, l'établissement où l'on reçoit gratuitement des pauvres, des infirmes, des enfants, des malades. L'hôpital des orphelins. Nous avons à Paris un hôpital unique en son genre : cet hôpital est l'Hôtel-Dieu. On y est reçu à toute heure, sans exception d'âge, de sexe, de pays, de religion ; les fiévreux, les blessés, les contagieux, les non-contagieux, les fous susceptibles de traitement, les femmes et les filles enceintes y sont admis ; il est donc l'hôpital de l'homme nécessiteux et malade, nous ne disons pas seulement de Paris et de la France, mais du reste de l'univers. »

En l'absence des plus hautes autorités de l'État, en l'absence de ses serviteurs, plus un seul relais de transmission politique n'est efficient dans cette nation de soixante millions d'habitants. Je pose la question : est-il admissible que les agents de la haute fonction publique, et de la Santé notamment, les fonctionnaires de l'État, ne regagnent pas leurs postes sitôt le drame répercuté par les journaux ? Comment se peut-il qu'aucun des élus des collectivités locales et territoriales de Paris et d'Île-de-France ne s'engage au moment où le gouvernement se disqualifie ? Quelle crédibilité accorder désormais aux directions ministérielles ? Paradoxalement, les gouvernants, qui ont le rêve d'abandonner la gestion de la santé à des conseils d'administration, n'ont pas, jusqu'à aujourd'hui, rendu compte de leur incapacité et de leur absence. Qui donc se remettra en cause ? En somme, tout a l'apparence d'une désertion générale. Une sorte de « coup d'État » par défaut. Et, au moment où j'écris ces mots aujourd'hui, aucun citoyen n'a encore réclamé d'explications.

La faute aux congés payés

Le jeudi 14 août, un conseiller du ministre me convie par téléphone à participer à une réunion interministérielle à l'hôtel Matignon dans l'après-midi. Est-ce un piège ? Une chose est sûre : cet intrigant se garde bien de m'informer de la qualité des autorités présentes.

Retardé par le tumulte des urgences et gagné par la fatigue, je ne prendrai pas ma moto. La réunion est prévue à 15 heures. À 15 h 15, je suis toujours prisonnier de ma voiture. Impossible de trouver une place de parking. Le portable grelotte : une collaboratrice de Matignon me dit avec ce ton de classe des agents du tout-État : « Monsieur Pelloux, venez-vous à la réunion ? » Je le lui confirme, glissant au passage que l'Amuhf n'a jamais pratiqué la politique de la chaise vide. Je lui dis que je dois d'abord m'extraire des embouteillages. J'arrive au plus vite. La dame poursuit : « Tout le monde est là… Sous l'autorité du Premier ministre. » Je découvre alors qu'il s'agit d'une réunion des « très » grands. Le Premier ministre reprend la main ! J'avais cru à l'un de ces bavardages à bâtons rompus avec des directeurs et des conseillers techniques cherchant, une fois de plus, le moyen de minimiser les effets de la réalité pour arranger les demi-vérités à l'usage des altesses. Je raccroche. Je raconte la conversation à Stéphane Sellami, le journaliste assis à côté de moi, dans la voiture. Il est chargé par le *Parisien* de ne pas me lâcher de la journée, afin de rendre compte de notre travail aux lecteurs du lendemain. On le verra plus loin, il s'agit là d'une aubaine…

Je franchis le porche de Matignon à pied, quand un homme de bonne carrure, du style première gâchette chez Volfoni, des *Tontons flingueurs,* m'interpelle : « Bonjour. Vous êtes attendu, monsieur Pelloux. Veuillez me suivre. »

C'est le Matignon des grands jours, ce me semble. Des journalistes partout, une cour encombrée, les voitures, non pas garées, mais jetées en désordre. Il règne une ambiance électrique, surchauffée, dirais-je, car le thermomètre culmine à 40°. L'homme qui m'attendait m'épargne le passage au détecteur de métaux. Nous grimpons quatre à quatre, des escaliers envahis d'un véritable concours d'uniformes. Je n'en ai jamais tant vu en si peu de temps. À l'étage, le pilier de rugby me souffle : « Le ministre de la Santé est là, les préfets, tout le monde, quoi. On vous attend. » Je lui réponds : « J'ai oublié ma cravate. Le conseiller du ministre ne m'a rien dit, il l'a fait exprès pour me planter. » J'ai le trac. Pour me calmer, je bavarde un peu avec l'armoire à glace : « Et puis… J'ai pas révisé les chansons de Johnny. Donc, c'est pas gagné avec Raffarin. » Alors qu'il s'apprête à ouvrir la porte, je lui confie que je vais me glisser dans un coin pour ne pas troubler la réflexion du « dîner de têtes ».

Le battant capitonné se referme. Un huissier, surgi du néant, m'entretient à voix basse et me conduit en face du Premier ministre. La place est occupée par un monsieur présentant bien. Il se lève, le factotum m'installe à sa place, d'autorité. Surprenante, la situation…

J'ai le sentiment d'être d'ailleurs, dans cet « en haut » composé de visages graves et tendus. L'autre monde. Je vais effectivement me rendre compte que je suis tombé dans un univers qui plane au-dessus des réalités. J'ai de la peine à écarter mes ruminations. Celle-ci, par exemple : depuis des décennies, les gouvernants et les patrons fustigent les habitudes grégaires des Français qui partent en vacances en même temps. Ils se moquent de nous, juillettistes et aoûtiens. Ce sera l'un des mérites de la canicule : les politiciens n'oseront plus jamais s'emparer de l'argument du Medef. Leur désertion d'août 2003 les a marqués au fer rouge.

Je redeviens attentif

J'entends le professeur Gentilini, président de la Croix-Rouge française, ami personnel du président de la République, attribuer les causes de la catastrophe aux trente-cinq heures ! Je me pince : cet homme a-t-il perdu la tête ? Pas du tout. Il insiste : « Monsieur le Premier ministre, la situation que nous subissons est imputable aux congés payés. » Le professeur ferait-il de l'humour noir en ce lieu suprême du pouvoir ? M. Gentilini est trop bien élevé. Il croit ce qu'il dit, et ces gens, d'ailleurs, ne sourient jamais. Quand Jacques Chirac reviendra de son escapade au pays des castors, il recevra le professeur Gentilini à l'Élysée. Et le brave homme reprendra ses arguments redoutables contre nos trente-cinq heures…

Le Premier ministre me salue, souriant. À sa gauche, Jean-François Mattéi, le ministre de la Santé, me semble accablé, comme K.O. debout, ou plutôt assis. Il y a là Mme Anne Bolot-Gittler, directrice adjointe du cabinet du ministre de la Santé, les directeurs des hôpitaux, le directeur du cabinet de la Défense, Pierre Carli, le chef du Samu de Paris, au côté du secrétaire d'État aux Personnes âgées, M. Falco.

Un peu plus tôt, les préfets ont rendu compte. C'est dans la région Centre que l'on enregistre le plus grand nombre de décès, mais suite à la mise en action du Plan blanc sur Orléans, la situation générale s'améliore. Le Premier ministre invite Pierre Carli à s'exprimer. La crise serait désormais sous contrôle. M. Raffarin m'offre la parole, non sans solennité. Des regards glacés se posent sur moi, j'ai froid malgré la chaleur étouffante. Je gêne en ces lieux… Un ange passe au-dessus de l'honorable assemblée. J'ai l'impression de tenir le rôle de Gavroche. Je ne suis pas intimidé, car j'espère que les autorités feront preuve de responsabilité, désormais. Je n'ai plus le trac ; quand on a tenu l'accordéon dans les orchestres des bals de Veynes-en-Dévoluy dans les Hautes-Alpes, face à l'assistance « chargée » en marquisette, cette boisson que l'on puise à la louche dans des baquets de tôle zinguée, on n'a plus peur de rien. Je remercie l'assemblée murmurante, curieuse de l'urgentiste par qui le scandale est arrivé. J'affirme qu'il faut étendre le Plan blanc à toutes les provinces du pays. Car, situation en main ou non, je sais par les collègues de l'Amuhf que les urgences doivent être soulagées. Je poursuis : pourquoi ce plan ne s'appliquerait-il qu'à Paris, au Val-de-Marne et au Loiret ? Il sera temps, plus tard, d'ergoter sur la nature du drame : épidémie, pandémie, séisme météorologique ou catastrophe imprévisible en voie de résorption... Car je sais aussi que derrière ces mots convenus, les responsables cherchent à se défausser : les services hospitaliers sont partout surchargés, alors que tant de salles sont encore « bouclées », et que nous manquons des lits d'aval indisponibles. Les défaillances, les responsabilités bureaucratiques, l'absence de coordination centralisée depuis le 4 août seront inévitablement pointées du doigt un jour ou l'autre. Mais pour l'heure, il importe de « mettre le paquet » sur les hôpitaux, de rassembler toutes les compétences possibles. La chaleur reste implacable, et l'état des patients âgés ne sera pas réglé par la seule chute de la température extérieure. Les moyens doivent donc être amplifiés, maintenus pour de longues semaines encore.

Le Premier ministre est attentif. Les regards hésitent entre le mépris et l'indifférence. Je me sens dans la peau du manant qui récite son cahier de doléances sous l'œil ébahi des aristos.

Ubu roi

Jean-Pierre Raffarin me remercie de mon intervention. Les préfets traitent aussitôt des conséquences annexes de la tragédie : les funérariums débordés. Que faire des cadavres ? Un préfet émet l'hypothèse de disposer les dépouilles tête-bêche dans les frigos des chambres froides ! Mon regard éberlué croise celui du Premier ministre de la France. Alors, j'effleure mon front de la main, dans un geste fugace qui signifie :

« Ce mec a pété les plombs. » Très en colère, Jean-Pierre Raffarin interrompt le subordonné : « Arrêtez ! Arrêtez, monsieur le Préfet ! Arrêtez ça tout de suite ! Nous devons offrir aux morts nos respects moraux et culturels. » Gavroche pense : le galonné vient de se prendre une beigne. Un autre préfet intervient alors, raisonnable : « Il reste la solution de louer un entrepôt frigorifique de 4 000 m^2 au Marché international de Rungis. » Des participants acquiescent.

Dominique Deroubaix vante alors le mérite du plan « Chaleur » appliqué aux établissements de l'Assistance publique de Paris. De bonnes initiatives au début de la catastrophe, mais en vain : la haute administration s'est bien gardée de lui emboîter le pas. Cet homme, doté de qualités humanistes et sociales indiscutables, croit à l'avenir de l'hôpital, contre les stratèges de la privatisation. Il existe donc des personnalités de talent. Hélas, dans les mois suivants Dominique Deroubaix sera changé d'affectation…

Autre enseignement glané lors de la réunion au sommet : l'armée française ne dispose d'aucun service de santé de renfort. Certes, neuf hôpitaux militaires demeurent en France, mais, tout comme l'hôpital public, le système sanitaire des Armées est à bout, démuni, privé de personnel.

En sortant, un gradé me confiera : « On ne peut pas vous fournir de médecins d'appoint. Nous en disposons tout juste assez pour les bataillons et la sécurité du territoire. »

Du présent, miroir du passé

Une des applications du Plan blanc permet de rappeler les professionnels de santé à leurs postes. Il aurait fallu aller plus loin, selon moi. Par l'intermédiaire des journaux, je demanderai le lendemain aux vacanciers, médecins et infirmières, de se déclarer volontaires auprès des hôpitaux proches de leurs villégiatures. À la radio, le 13 août, j'ai déjà incité les citoyens, concierges d'immeubles, à redoubler de vigilance à l'égard des gens âgés de leur voisinage. Lors d'un point syndical, notre Amuhf, réunie au Café de la Liberté, en a appelé à la conscience des médecins. Il n'y a pas moins de dix caméras sur le trottoir, et un nombre incroyable de journalistes, à la veille de ce week-end redouté du 15 août. Je remarque alors qu'il y a autant de journalistes étrangers que français… La presse joue son rôle. Lors de la conférence de presse, nous avons été clairs : il va de soi que des pans entiers de la société n'ont pas attendu les gouvernants absents pour manifester, agir en solidarité. Urgentistes des Samu, pompiers, policiers et hospitaliers, nous constatons tous que voisins, amis proches, familles accompagnent leurs malades à l'hôpital. Nous avons reçu des Sdf épaulés par les habitants de leur quartier de galère, ces braves gens qu'ils côtoient chaque jour de leur vie. À ce propos, je hais le terme de « Sans domicile fixe », inventé par les fonctionnaires dévoyés de l'administration de Vichy, sous l'Occupation. Je ne le prononce jamais.

De retour de son escapade canadienne – ou d'ailleurs, on ne sait –, le président de la République s'adressera aux Français, à la télévision. Il usera d'un argument pitoyable : la sécheresse de cœur des citoyens. Les hommes et femmes de terrain, ceux qui accueillaient et soignaient les victimes, en seront outrés. À cause de conseillers méprisables, le vacancier ignorera toujours ce qui s'est réellement passé dans nos quartiers. Tenez : des copains sapeurs-pompiers du 93 – le département « honni » de Seine-Saint-Denis, le repoussoir à l'usage des démagogues – nous confieront qu'ils ont été rarement appelés dans les grands ensembles Hlm de l'Est parisien. Et que la « redoutable » cité des Francs-moisins n'a enregistré aucun décès en dix jours… Cet univers ostracisé par l'idéologie dominante contient donc de singulières réserves d'humanité.

Mais revenons aux manifestations de la solidarité médicale. Le 7 juillet précédent, le docteur Isabelle Aune, déléguée de l'Amuhf des Hautes-Alpes, nous avait prévenus de la « fermeture » de quatre lits de chirurgie orthopédique à Gap. Qu'invoquait la bureaucratie locale ? Sous-effectifs infirmiers depuis des mois, doublés d'un arrêt de travail pour cause de maladie et d'un départ en retraite non remplacé. De plus, le service des urgences de Gap avait enregistré cinq démissions d'urgentistes et deux d'infirmières au cours des semaines précédentes. Comme de coutume, les autorités locales n'avaient prévu aucune réorganisation de l'hôpital dans une région pourtant à forte démographie estivale. Femme de caractère, dotée d'exigences profondes, Isabelle Aune est un médecin engagé, c'est-à-dire qu'elle possède une expérience polyvalente des actes de santé grâce à un long travail dans l'humanitaire sans frontières. Professionnelle et syndicaliste réputée, harcelée moralement par son administration et quelques séides, elle s'apprête à quitter les Hautes-Alpes, effarée par la destruction du système hospitalier gapençais. À l'hôpital, comme dans tous les services publics d'ailleurs, les médecins conscients de leur mission, militants syndicalistes souvent, c'est-à-dire ceux qui agissent chaque jour pour sauver ce qui peut l'être encore, sont combattus, isolés par le système. Si, en Île-de-France, dans les hôpitaux des centres urbains, les rapports de force permettent de résister aux humiliations bureaucratiques, nous savons, à l'Amuhf, le sort peu enviable des collègues de région, victimes du joug exercé par les notables provinciaux sur les récalcitrants.

Isabelle Aune me téléphone au plus fort de la canicule : « Je suis en vacances près de Marseille. J'ai entendu ton appel à la radio. Je prends le premier train pour Paris, vous aurez besoin de gens durant le long week-end du 15 août. » Lors d'une réunion à la cellule de crise à Saint-Antoine, le mercredi 13 août au matin, alors que tous les médecins disponibles sont présents, je fais passer un mot à « nos » Ressources humaines. J'écris que nos effectifs sont trop faibles pour tenir, je signale que nous attendons le renfort d'une collègue de Gap. Pourra-t-on lui rembourser son billet de train et lui offrir une garde chaque jour, pour qu'elle puisse assurer son ordinaire à Paris ? Je n'oublierai pas de si tôt la réponse de la fonctionnaire : « J'hallucine. La direction de Gap m'a prévenue : c'est un scandale. Nous demanderons des sanctions disciplinaires contre ce médecin qui n'a pas à venir travailler ici ! Nous ne paierons pas. » Ainsi des bureaucrates locaux avaient déjà dénoncé leur médecin à l'Administration régionale de l'hospitalisation ! Ces incidents provoqués par le caporalisme ambiant n'intéressent guère l'opinion, mais dans la fonction publique, nous sommes des milliers à les vivre, avec, pour certains, la dépression à la clé. Le cas du docteur Isabelle Aune démontre jusqu'où la cruauté d'une bureaucratie sans âme peut aller. Un médecin volontaire, fidèle au serment d'Hippocrate – on dit « serment d'Hypocrite » chez les étudiants –, est « puni » de son initiative alors qu'une catastrophe sanitaire inédite ravage son pays.

En fin de réunion, à Matignon, je rends compte de cet incident au Premier ministre. Il consulte Mattéi d'un regard, et dit : « Monsieur le Ministre, résolvez ce problème sur-le-champ. » Je saurai, un peu plus tard, qu'aucun responsable de la cabale n'aura été sermonné. L'anecdote ne fera jamais argument dans les milliers de circulaires, de rapports, dans la centaine de livres de toubibs qui s'accumuleront à propos de la canicule de 2003. Pour cause : les murailles administratives, les forteresses technocratiques sont fermées à l'éthique médicale.

Une sommité perd ses nerfs

La réunion de Matignon est levée. Le soir même, Jean-Pierre Raffarin repart pour son chalet de Combloux. Le Premier ministre me salue, mais j'ai le temps de lui confier que cette catastrophe révèle des problèmes autrement complexes. Une reformulation complète de la permanence des soins est indispensable, la nécessité d'une formation continue des professionnels de santé n'est plus à démontrer, désormais. La constitution d'un corps de médecine de prévention s'impose, bien sûr, d'autant qu'aucun « grand patron » n'a osé jusqu'alors s'adresser à l'opinion publique et à la représentation nationale pour « forcer » l'ordre des choses.

Danielle Toupillier, de la Dhos, et le « patron » de l'hôpital de Créteil m'assurent de leur soutien. Ils appuient mes prises de position. En haut de la volée d'escaliers, je croise un homme, le cheveu en bataille. C'est le directeur général de la Santé. Professeur d'épidémiologie, spécialiste des grands risques, membre du comité exécutif de l'Organisation mondiale de la santé, enseignant en France et au Canada, c'est une sommité, comme on dit dans les congrès. Absent lors de la tragédie, il est de retour, tout comme son ministre et la plupart des responsables des grandes directions. Comme les champignons après l'ondée, l'appareil bureaucratique resurgit dans la foulée du chef du gouvernement.

Je n'avais jamais rencontré Lucien Abenhaim. Pourtant, il vient à ma hauteur et me tutoie aussitôt. Je ne suis guère choqué, car, si nous ne sommes pas cousins, nous sommes au moins confrères. Bien que n'étant pas des mêmes sphères il m'interpelle et me clame en substance : « Alors, Pelloux, tu dis n'importe quoi ! Il faudra que j' t'apprenne ce qu'est une courbe statistique, que je t'explique l'épidémiologie. » La scène me replonge dans mon passé étudiant, je suis dans la posture du carabin malmené par le grand prof. Non seulement j'ai vieilli, mais nous ne sommes pas en amphi ; M. Abenhaim oublierait-il qu'il se trouve dans les couloirs de l'hôtel Matignon. Je suis stupéfait. Que me veut-il ? Tandis que nous nous dirigeons vers le perron, le ton monte. Nous croisons Hervé Liffran, du *Canard enchaîné*, et un cameraman de TF1, tous deux intéressés par ce qui prend la tournure d'une algarade. Le directeur démissionnaire se fait agressif : « Pour qui tu te prends, Pelloux ? Tu causes, tu causes, mais tu ne sais rien ! » J'ai l'impression d'assister à la métamorphose graphique du serviteur de l'État en personnage de Gotlib, mon dessinateur préféré. Mon sang basque ne fait qu'un tour : « Oh ! Tu vas changer de ton ? » Les mots claquent entre les façades de l'hôtel Matignon. Je poursuis : « Exprimez-vous autrement, monsieur. Vous êtes le directeur général de la Santé de la République française ! » Il me jette : « Mais qui tu es, Pelloux ? Tu ne sais rien. T'es rien ! Tout ce que tu dis est faux ! » Moi : « Et les milliers de victimes, c'est un mirage ? Venez avec moi, allez dire au Premier ministre que vous ne croyez pas à la catastrophe ! » J'en conviens : la confrontation est ahurissante, le spectacle désolant, mais on a sa dignité, tout de même ! J'emploie alors les stratégies que nous avons développées depuis belle lurette aux urgences afin de maîtriser les excités, les gens agressifs : le ton bas, les phrases courtes. Il faut calmer cet homme perdu.

Le lendemain, 15 août, *Le Parisien* rendra compte de l'algarade. Le journaliste Stéphane Sellami écrit : « L'urgentiste a eu une très vive altercation avec le directeur général de la Santé, le professeur Lucien Abenhaim. “Vous avez raconté n'importe quoi sur le rôle joué par mes services dans cette affaire”, accuse le directeur général de la Santé (Dgs). “C’est vous qui n’avez pas pris conscience assez vite de l’ampleur de la catastrophe sanitaire !” lui rétorque le docteur, guère impressionné. Les deux hommes échangent encore quelques propos aigres-doux avant de se séparer. Lucien Abenhaim, manifestement ébranlé, revient sur ses pas et rattrape Patrick Pelloux pour tenter encore une fois de s’expliquer, voire de se justifier. “Il faut qu’on discute, on travaille pour le même but. On doit pouvoir s’entendre”, tente encore le Dgs. L’œil noir, le docteur Pelloux écoute, mais n’en démord pas. “J’ai prévenu dès le mercredi 6 août tous les services compétents de la gravité de la situation. Je ne crois pas avoir été entendu. On en voit aujourd’hui le résultat.” »

Les propos sont justes en substance, mais les faits ne sont pas ceux que j’ai vécus.

Tandis que je remonte le trottoir de la rue de Grenelle, avec un peu d’avance sur lui, le professeur fait stopper sa voiture avec chauffeur à ma hauteur. Il en descend, furibard, et claque la portière. S’est-il calmé ? Un peu. Lucien Abenhaim me récite alors son *curriculum vitae*. Pas d’intérêt pour moi. Je lui dis à peu près ceci : « Monsieur le Directeur de la Santé, vous ne pouvez être tenu pour responsable ou coupable d'une effrayante perturbation climatique. Mais ce que nous, médecins, infirmiers, flics et pompiers, vous demandons, c'est de ne plus dire que les victimes sont mortes de mort naturelle, et d'assumer vos fonctions. »

Car l'enjeu était là. Des spécialistes de santé publique avaient publié des avis considérables dans les pages « horizons » du journal *Le Monde*, où il apparaissait qu'étaient morts ceux qui le devaient... Certains, constatant cette impressionnante mortalité, avançaient tout de go que l'hiver prochain, on mourrait beaucoup moins dans nos hôpitaux par rapport aux statistiques des années précédentes... Effrayant ! Vingt mille morts au bas mot. Mais je pense, nous pensons, pour avoir tout tenté, que ces victimes devraient vivre encore. Alors que pour les cadors de la haute fonction publique, la « faucheuse » de l'été avait tranché, séparant le bon grain de l'ivraie... *Fatalitas !* Les arguments s'affûtaient dans les journaux. Nous voyions venir l'imparable : on allait enterrer le dysfonctionnement de l'État et les cadavres à la fois. Personne n'était responsable du temps qu'il faisait, avait dit Bernard Kouchner, personne ne pouvait donc être coupable de l'effondrement du système et de l'administration de l'État.

Ils ne comprennent rien au cabinet

Dans la journée du vendredi 15 août, les effets du Plan blanc se font sentir aussitôt, l'étau se desserre. C'est alors que surgit l'indigne et navrante polémique sur les méthodes archaïques de récolte des avis de décès dans notre pays. Nous découvrons ainsi qu'aucune coordination régionale ou nationale n'est prévue à cet effet en cas de catastrophe majeure. Nouvelle preuve, s'il était encore nécessaire, de l'imprévoyance de l'État, de la décomposition des services administratifs. Pis, en septembre 2003, la Direction de la santé aura le front de publier un dossier de presse à propos des catastrophes naturelles et épidémiologiques sans faire référence au rôle central des services d'urgence dans les dispositifs sanitaires…

J'ai encore le souvenir des vertiges où me plongea ce mois d'août. Ceux qui doutent des gouvernants, infirmières, urgentistes, pompiers, ambulanciers, policiers, ceux qui ne se dérobent jamais, ceux dont la solidarité est constitutive de leur mission de service public, ceux-là garderont longtemps la lancinante impression d'avoir été abandonnés dans un labyrinthe d'où la raison avait été congédiée.

Je me souviens. Le mardi 12 août, par exemple. Je croise dans les couloirs de Saint-Antoine Jean Bardet, chef du service de cardiologie à l'hôpital et député Ump. Je l'approche : « Comment ça va ? me dit-il. – C'est dramatique, et personne ne s'en rend compte au ministère. Viens voir. » Au terme de sa visite, les larmes dans les yeux, il me dit : « Ça n'est pas possible... J'appelle tout de suite chez Mattéi. » Il me confie, un moment plus tard : « Ils ne comprennent rien au cabinet, j'appelle Sarko immédiatement. Lui fera quelque chose. »

Informé, le ministre de l'Intérieur tentera de « bouger » les conseillers du Premier ministre. En vain.

François Hollande et François Bayrou, s'étant tous deux procuré mon numéro de portable, me prient de leur décrire la situation. De leur côté, les syndicats s'informent, vérifient et recoupent les informations. Ils saisissent vite la nature de la catastrophe. Nadine Prigent, pour la Cgt-Santé, une femme de caractère et de conviction, comprend vite que nous pouvons redouter deux mille victimes dans Paris *intra-muros*. Il faut le dire : la Cgt est toujours là quand notre système de santé est en danger.

Ces dizaines de contacts informels avec des syndicalistes, quelques politiques, les médecins disposant de l'entregent nécessaire, nous permettront de contourner en grande part l'inertie des bureaucraties en s'adressant au pouvoir réel. Lors des plus hauts pics de surmortalité, les hommes du rang comme les gradés des pompiers feront « remonter » les informations, mais la Direction de la santé n'est pas la seule à s'être figée en statue de sel... Au ministère de l'Intérieur, à la préfecture de police, à la Sécurité civile, à la région Défense, partout l'autisme fonctionnaire l'aura emporté sur les alertes des gens du terrain.

Y a-t-il des responsables ? Des hommes et des femmes sont coupables d'être restés muets, de n'avoir pas transmis aux autorités, aux citoyens les informations sur la gravité de la crise, d'avoir repoussé les échéances, d'avoir dilapidé du temps ; d'avoir nié les réalités jusqu'à ce que le Premier ministre, vraisemblablement ébranlé par Nicolas Sarkozy, décide la mise en application des fameux Plans blancs. Il reste que si les fonctionnaires de santé avaient rempli leur mission plus tôt, ils auraient mieux soutenu les efforts des praticiens en réquisitionnant les lits fermés, en rappelant les personnels nécessaires. Ils n'en firent rien.

La crise à peine retombée, la haute fonction publique hospitalière redoutera jusqu'à l'obsession la convocation d'une commission d'enquête parlementaire, idée soutenue en particulier par Jean-Louis Debré et François Hollande.

Au cœur de l'été, l'Ump Jacques Barrot aura tout fait pour écarter cette possibilité. Je l'ai appris depuis : pour lui, je ne suis qu'un « gauchiste ».

Alors, mission ou commission parlementaire ? L'énarchie, les agrégés de médecine ergoteront sur la définition du malheur que le pays vient de vivre. Ce ne seront que ratiocinations à propos du concept « épidémie », plutôt qu'interrogations sur l'ampleur d'une catastrophe fauchant de quinze à vingt mille victimes. Malgré son génie, Molière, qui ne les aimait guère, n'avait pas pensé à de tels docteurs de comédie…

Théâtre d'ombres

Alors que les écarts de température entre les nuits et les jours reviennent à la normale, la crise médico-légale se profile dès le 13 août. L'opinion découvre que la comptabilité des avis de décès, toujours manuelle et manuscrite, n'est centralisée par aucune autorité de l'État. Lors d'un entretien accordé au *Monde*, François Bayrou aura beau jeu de dire que l'empereur Napoléon Ier connaissait au jour le jour l'état de la mortalité des Français. Aujourd'hui, statistiques obligent, pareil suivi nécessiterait une année de travail !

Face à une telle catastrophe, le ministre de la Santé ne peut pas échapper à la mise en place d'une commission d'enquête chargée d'éclaircir l'enchaînement des processus qui ont généré le collapsus. Pourquoi les organisations censées donner l'alerte n'ont-elles pas assuré leur fonction ? Pourquoi les ministres compétents se sont-ils ainsi fourvoyés alors qu'ils affirmaient par médias interposés « avoir le contrôle de la situation » ? Que s'est-il donc passé en amont des funérariums et des morgues ?

Le 20 août 2003, alors que les cadavres sont stockés dans des camions réfrigérés stationnés sur un parc logistique de la Mairie de Paris, à Évry, ou entreposés dans un hangar des Halles de Rungis, la commission Lalande se met à l'œuvre. Mme Françoise Lalande, inspectrice générale des Affaires sociales, l'Igas, dirigera ce travail. Cette personne de qualité, dévouée à sa fonction, est entourée de Sylvie Legrain, Alain Jacques-Valleron et Dominique Meyniel, tous trois médecins de l'Assistance publique des hôpitaux de Paris. Rendu public le 8 septembre suivant, le rapport de la mission est lucide et courageux. Cinquante-huit administratifs et agents des services de santé auront été entendus. On regrettera tout de même l'absence d'un praticien de province parmi les commissionnaires, puisqu'on se souvient que les signes avant-coureurs de la catastrophe et les pics de mortalité les plus élevés concernaient moins l'Île-de-France que la région Centre, par exemple.

Le constat de la mission est implacable : le rapport conclut à la faillite du système. Pour les experts, la structure archaïque de l'appareil de santé publique, le cloisonnement des fiefs ont eu pour corollaire la dilution des attributions.

Les médias et, par ricochet, l'opinion publique n'ont pas mesuré l'ampleur des observations critiques du rapport Lalande. Ainsi l'appareil de prévision sanitaire a failli : « Le mode de fonctionnement de l'Invs ne lui a pas permis de jouer pleinement le rôle que lui donne la loi. En fait, son fonctionnement est davantage tourné vers l'analyse *a posteriori* que vers l'intervention *a priori*. L'examen des actions qu'il a menées en août montre qu'il n'a agi qu'en réponse à la demande, et non de sa propre initiative, comme aurait dû le faire l'organisme prospectif de détection que la loi prévoyait qu'il soit. [...] Le manque d'anticipation a nui à la compréhension du phénomène et, de ce fait, à l'adaptation rapide du système. » À l'appui du constat, les rapporteurs indiquent qu'une « jurisprudence » caniculaire était disponible ; ils évoquent ainsi « une importante littérature épidémiologique et médicale [...] publiée dans les meilleures revues sanitaires françaises et internationales ». J'ajoute, quant à moi, que de nombreuses données sont accessibles par Internet.

Comme d'autres travaux publiés depuis, le document Lalande mentionne très précisément les programmes préventifs et les retours d'expérience du « péril chaleur » venus d'Amérique du Nord. À mon sens, les médecins universitaires ont abandonné depuis longtemps une conception de la culture scientifique européenne et francophone, les publications américaines ayant la fonction des Tables de la Loi. Il reste que le rapport Lalande qualifie la période du 4 au 20 août de « catastrophe » sanitaire unique dans l'histoire épidémiologique. Mais pourquoi les recherches du professeur dijonnais Jean-Pierre Besancenot, celles du programme de prévention et d'assistance appliqué et initié par le réseau du professeur Jean-Louis Sanmarco, suite à la canicule meurtrière de l'été de 1983 à Marseille, n'étaient-elles ni « pensées » ni même répertoriées par l'Institut national de veille sanitaire ? Se pourrait-il que des innovations françaises provinciales, marseillaises de surcroît, soient méprisées à ce point par des élites convaincues d'un prêt-à-penser anglo-saxon ? Va savoir. Il s'avère que ces deux chercheurs universitaires n'auront jamais été entendus par la Dgs. Pourquoi, enfin, les questions de santé publique découlant des mutations écologiques et des aléas climatiques seraient-elles enveloppées du secret de l'expertise ?

Une faible mobilisation

Les missionnés critiquent le fatras des administrations qui a « entravé la mise en commun des informations disponibles ». En d'autres circonstances, la litote serait charmante. Si la Direction de l'hospitalisation, la Dhos, dirigée par Édouard Couty et son équipe, a permis d'éviter le pire pour tant de patients en hyperthermie, de « gérer » l'impossible tant bien que mal, la Direction générale de la santé s'est « mobilisée faiblement ». Si « les hôpitaux ont réagi avec courage », estiment encore les rapporteurs, la Direction générale de la santé et l'Institut de veille sanitaire, décalés du réel, seront restés hors jeu : « La prise de conscience qu'une catastrophe était en train de se dérouler a été très tardive, après l'arrivée aux urgences de personnes âgées en détresse et de premiers morts[1]. » Les missionnés déplorent, enfin, « le manque de relation entre les services du ministère de la Santé et ceux dépendant du ministère de l'Intérieur, préfets compris ».

Un peu plus tard, le 29 août 2003, le ministre Mattéi prend connaissance des soixante-douze pages d'un rapport intitulé « Impact sanitaire de la vague de chaleur en France survenue en août 2003 ». Il est dû à la célérité de l'Institut national de veille sanitaire. Ce texte, rédigé, *a posteriori*, sous l'autorité de Martine Ladrans, établit que, du 1er au 15 août 2003, 11 435 décès supplémentaires[2] ont été recensés par rapport à la moyenne estivale des années 2000 à 2002. Le rapporteur précise qu'il appartiendra à la prochaine commission d'enquête de l'Assemblée nationale (on évoque alors cette saisine) de faire la part entre l'inefficience des structures de décision ou d'alerte

1. Souligné par l'auteur.
2. Souligné par l'auteur.

et les responsabilités personnelles qui en découlent, mais il indique que le cabinet du ministre de l'Intérieur et la préfecture de police de Paris se sont bien gardés d'informer les directions de la Santé des données atterrantes qu'ils tenaient des pompiers. Peut-on leur reprocher ce mutisme, alors qu'aucune autorité de l'État n'a jamais organisé la communication entre les ministères ? « Le nombre de décès pris en charge par la BSPP, Brigade des sapeurs-pompiers de Paris, présente une courbe épidémique en deux temps : une première augmentation entre le 7 et le 10 août, avec un triplement[1] des décès par rapport à la semaine précédente, puis une deuxième phase d'augmentation, extrêmement brusque, commençant le 11 août pour culminer le 13 août avec une multiplication par dix du nombre des décès.[2] » Le ministre Mattéi découvre alors que les pompiers dénombrent de dix à vingt décès par jour au début d'août, puis le chiffre bondit à cinquante, le 8 août ; le 12 août suivant, il dépassera bientôt la centaine et pointera à deux cents et deux cent cinquante décès pour les journées meurtrières des 13 et 14 août… Or, à part les

1. Souligné par l'auteur.
2. Souligné par l'auteur.

services du ministère de l'Intérieur, aucune autre autorité de l'État ne sera informée de l'hécatombe parisienne ! Mieux, ou pis : depuis la fin de juillet, l'hôtel Beauvau sait que les pompiers traitent cent « malaises » à domicile ou sur la voie publique chaque jour. Ils devront en gérer cent cinquante le 5 août, puis quatre cents le 12 août ! De vingt décès par jour, on passe à quatre-vingts... Or, malgré les demandes d'informations du ministère de la Santé réitérées à maintes reprises, le ministère de l'Intérieur « bloque » toute transmission des données. Personne à la Direction générale de la santé ou à l'Institut national de veille sanitaire, ni aucun conseiller technique du ministre Mattéi ne peut obtenir ces chiffres. C'est tout bonnement incroyable : on se meurt dans Paris, mais les collaborateurs de Nicolas Sarkozy refusent d'en référer aux médecins-conseillers de Jean-François Mattéi. Rétrospectivement, l'effroi, puis le dégoût me saisissent à nouveau. Les chercheurs du département Santé/Environnement de l'Institut de veille sanitaire remarquent qu'au moins 80 % des victimes décédées étaient âgées de plus de soixante-quinze ans, que la surmortalité masculine était supérieure de 13 % à la mortalité féminine. Le rapport avance cette conclusion *a posteriori* consternante pour l'appareil de prévention : « Chez les moins de 60 ans, les maladies mentales, les traitements psychotropes, l'obésité et les pathologies associées ont joué un rôle mesurable, notamment dans l'étude des décès par coup de chaleur observés à l'hôpital. » Un motif d'indignation supplémentaire : combien de vies auraient pu être épargnées si les conseils adaptés avaient été lancés à temps vers le réseau d'établissements du troisième âge, les acteurs sociaux spécialisés, les médecins libéraux et les gériatres ? Combien de décès évités si les professionnels avaient été alertés sur la nécessité d'abaisser les posologies ? On le saura tôt ou tard. Il reste que des mauvaises actions ont été commises par défaut du fait de pouvoirs coupés du réel.

La canicule au Palais-Bourbon

À la fin du mois de septembre 2003, une commission d'enquête de l'Assemblée nationale[1] entend le général Jacques Debarot, absent de Paris lors de la canicule, mais dont les respon-

1. Deux rapports sont disponibles en librairie. Le premier, « Le drame de la canicule : une gestion déficiente révélatrice d'une crise structurelle » est édité par l'Assemblée nationale ; le second, « La France et les français face à la canicule : les leçons d'une crise » est édité par le Sénat.

sabilités ont été assumées par le colonel Grangier, responsable de la Brigade des sapeurs-pompiers de Paris. Devant les députés-commissaires, le général indique qu'à partir du 4 août ses équipes ont constaté « une augmentation sensible du nombre d'interventions de secours à victimes » par rapport aux années antérieures. Le nombre des décès s'accroît le 7 août, et la tendance se confirme le lendemain, tout particulièrement entre 16 et 18 heures. Dès lors, le général rappelle que le chargé des relations presse des pompiers, le commandant Jacques Kerdoncuff, est assailli de coups de fil des journalistes. Combien de décès sur Paris ? La rumeur se propage. La rédaction centrale du *Parisien*, le quotidien régional de l'Île-de-France, est alertée par les journalistes de ses éditions départementales. Les informations convergent : les décès par coups de chaleur se multiplient. Le bureau de presse des pompiers est littéralement débordé.

M. Kerdoncuff dépose à son tour devant la représentation nationale. Il dit alors que, le 8 août, deux communications téléphoniques – l'une à 17 h 53, l'autre à 18 h 07 – sont adressées par le colonel Grangier à Pierre Lieutaud, chef de cabinet du préfet de police de Paris. Grâce au haut-parleur du poste téléphonique, Jacques Kerdoncuff entend ce dialogue. Le général Jacques Debarot en rend compte ainsi devant les députés : « À l'issue de ces deux conversations, consigne est donnée de ne pas évoquer le nombre de morts, mais de s'en tenir au nombre global des interventions et à la diffusion de conseils pour se préserver de la chaleur. » Pourquoi cet ordre de balader ainsi les médias ? Autocensure sécuritaire ? Devoir de réserve malvenu ?

Poursuivant la chronologie, le général Debarot précise qu'à l'issue d'un nouveau contact téléphonique avec la préfecture, le dimanche 10 août, à 11 h 28, le fonctionnaire de service autorise les pompiers à diffuser à la presse les seules statistiques et courbes de chaleur réalisées en collaboration avec Météo-France ! Le général rapporte que son correspondant « revient à ce moment-là sur le message que l'on peut diffuser à la presse, en précisant que sa philosophie générale doit consister en des informations non alarmistes, plutôt apaisantes, et en un rappel des consignes et de la conduite à tenir en cas de fortes chaleurs »...

Le lendemain, le lundi 11 août, les sapeurs-pompiers reçoivent trois appels successifs de l'Institut national de veille sanitaire, de la Direction de la Sécurité civile et, pour finir, d'un

Comité de gestion interministérielle des crises... En vain, car le mutisme prévaut. Les ordres sont les ordres, les pompiers se taisent.

Les premiers éléments d'une mortalité terrifiante ne seront communiqués à l'Invs que le 12 août, à 16 h 26, après qu'un accord a été conclu entre les ministères de la Santé et de l'Intérieur !

Anesthésie générale du pays

Désormais, le décor est planté. Les conseillers techniques et les fonctionnaires défilent devant la Commission parlementaire. Une ligne générale : personne ne doit être tenu pour responsable des effets de la vague de chaleur inopinée.

Une synergie entre ministères aurait à tout le moins permis d'enrayer la catastrophe. Une telle coordination n'a jamais existé ! Le mutisme est donc la seule garantie de l'irresponsabilité générale. Dès lors, le secret sera la ligne stratégique des organisations gouvernementales.

Il faut attendre le 12 août et le retour de Jean-François Mattéi à Paris pour que celui-ci obtienne de son collègue de l'Intérieur les seules informations fiables. Des milliers de Franciliens sont déjà morts. Un ministre, responsable de la sécurité sanitaire de la nation, a donc dû se démener pour obtenir un bilan circonstancié de données critiques et d'observations accumulées par les sapeurs-pompiers depuis neuf jours ! Nouveaux manquements aux règlements et aux lois qui autorisent pourtant l'Invs à entrer en possession de toute information nécessaire à ses expertises, qu'elles relèvent du domaine public ou privé.

Interrogé par les députés, plus tard, le préfet Jean-Paul Proust, enfin revenu de ses varechs bretons, justifie la rétention d'informations de son chef de cabinet. Il argue du fait que pompiers de Paris et médecins-sapeurs n'avaient pas les compétences sanitaires leur permettant de transmettre leurs observations et le nombre des décès à l'Institut national de veille sanitaire... Il y aurait ainsi des technocrates habilités à compter et des hommes de terrain condamnés à se taire...

Il me revient que le 11 août, justement, je participais à une fameuse réunion de crise. Il y avait là des gens de la Direction générale de la santé, de l'Assistance publique de Paris, de la Direction de l'hospitalisation et des soins, et un fonctionnaire délégué par le cabinet du préfet de Paris. En début de séance, ce monsieur m'accusa ni plus ni moins d'insolence, de provocation ; j'étais un semeur de doutes, un fauteur de troubles. J'étais l'ennemi intérieur, un agent de la cinquième colonne… Qu'avais-je à me reprocher ? Tout ! J'avais parlé par l'entremise de la télévision, or il ne fallait rien dire aux Français ! Je n'ai pas été éduqué ainsi. Je n'accepterai jamais le silence d'État. Pas plus les mensonges dissimulant la répression des soldats mutins de 14-18, que les ordres factieux du préfet Papon, ou la nuit des morts de Charonne.

Qu'avais-je donc déclaré, la veille, à TF1, à la suite des images apocalyptiques tournées aux urgences de Saint-Antoine par Thibaut Malandrin ? J'avais répondu au journaliste que, grâce aux recoupements effectués avec les collègues, nous confirmions au moins cinquante décès de Parisiens provoqués par la canicule. Le monsieur de la préfecture était très en colère. En disant la vérité, je risquais de provoquer une panique aux conséquences incalculables !

Le directeur de cabinet du préfet Proust ira lui aussi de son rapport. « Jusqu'au lundi 11 août inclus, aucune information ou analyse prospective, de quelque service que ce soit, ne permet au cabinet du préfet de police d'imaginer l'incidence de la canicule sur la mortalité[1]. » Durant cette période, Pierre Carli, le directeur du Samu 75, et moi-même avions pourtant mis au point et communiqué un protocole de traitement médical d'urgence des personnes déshydratées avec l'aide d'un de ses collègues, médecin-pompier. Comment le fonctionnaire de cabinet peut-il prétendre ignorer les vingt décès par jour relevés par la Brigade jusqu'au 6 août ?

Le mercredi 5 novembre, devant la Commission parlementaire présidée par l'ancien ministre de la Santé, Claude Évin, le commandant Kerdoncuff – ex-officier de presse de la Brigade des pompiers de Paris, il a été sanctionné depuis son témoignage devant l'Assemblée nationale – dépose ainsi : « La consigne est donnée (le 8 août) de ne pas diffuser de messages alarmistes et de ne pas donner le nombre des morts. » Le 10 août, deux jours plus tard, son référent à la préfecture le prie fermement, dit-il, de « ne pas céder à la tentation des chiffres[2] »... À l'impossible nul n'est tenu, dit le proverbe. Exit l'honnête homme.

1. Souligné par l'auteur.
2. Souligné par l'auteur.

« La Santé, ministère de l'isolement »

Avec ce titre, *Libération* a donné, en une phrase, la plus fine appréciation de la vacance institutionnelle qui régnait au ministère de la Santé entre les 11 et 15 août. Le palais des courants d'air.

Grâce aux témoignages sous serment, prononcés devant une Commission parlementaire voulue par le président de l'Assemblée nationale, les incohérences du mammouth sanitaire se dévoilent peu à peu. Si la catastrophe était imprévisible par nature, comment ses effets auraient-ils dû être analysés, puis jugulés en recourant aux bonnes décisions ?

On l'a compris, la gestion de la canicule fut un enjeu d'ordre symbolique qui divisa les chefferies de l'autorité policière, le cabinet du ministre de la Santé, les professeurs de médecine patrons des grandes directions. Sans oublier l'appareil d'alerte défaillant. Ne restait alors que des services d'urgence assaillis, saturés par des centaines de patients en risque vital.

La comparution des acteurs institutionnels devant la Commission parlementaire mettra à nu la légèreté du système.

Le 5 novembre 2003, Anne Bolot-Gittler, directrice adjointe du cabinet du ministre, dépose.

Rentrée de ses congés le lundi 11 août, la fonctionnaire prend le relais du conseiller technique chargé de la Santé publique auprès du ministre, William Dab, parti en vacances le samedi précédent. Anne Bolot-Gittler est un serviteur de l'État taillé pour affronter la gestion délicate d'un ministère privé de ministre. Elle délivre son *curriculum vitae*, non sans agacement : École nationale d'administration, École polytechnique, Inspection des affaires sociales. La Ve République apprécie les têtes bien faites. Selon cette dame, si le cabinet du ministre ne s'est pas mobilisé à temps, c'est à cause du « défaut d'alerte » de l'administration sanitaire... Cette première déposition inaugure le modèle du « sauve-qui-peut ». Audition après audition, énarques, experts, professeurs et fonctionnaires « balancent », comme on dit désormais dans les cours de lycées et sur les plateaux de télévision.

De retour de vacances, Mme Bolot-Gittler était alors le plus haut des fonctionnaires en poste au ministère de la Santé : « J'avais trois cents courriers électroniques, une pile de vingt centimètres de courrier. Pas un seul n'évoquait la canicule. » La déposante précise qu'elle aura tout de même eu un entretien téléphonique avec le directeur adjoint du cabinet du Premier ministre,

Raffarin. Ce dernier s'avoue « préoccupé par la canicule ». Dès lors, Mme Bolot-Gittler se met en rapport avec Yves Coquin, responsable intérimaire à la Direction de la santé, qui lui confirme, dit-elle, que « le nécessaire a été fait. Qu'il n'y a pas d'inquiétude à avoir ». Devant Claude Évin et le rapporteur François d'Aubert, Mme Bolot-Gittler se remémore le sentiment de solitude qu'elle éprouve alors : « Une des choses les plus frappantes, c'est qu'à l'exception du médecin urgentiste qui avait évoqué cinquante décès, la veille, à la télévision, personne ne m'a appelée pour mentionner une quelconque inquiétude sur la canicule ; pas un médecin, pas un hôpital, pas un préfet, personne de l'Assistance publique, personne du Samu ne m'a appelée. » Solitude d'une directrice dans un ministère du silence. Cet aveu déconcertant résume à lui seul le manquement général de l'institution. Mais, ce lundi-là, à midi et quart, alors qu'il n'y a que bien peu d'équipage avenue de Ségur, Mme Bolot-Gittler autorise la conseillère en santé publique – elle-même remplaçant, durant tout le week-end, William Dab, en vacances – à quitter Paris afin de rejoindre sa villégiature. Si la situation devait évoluer défavorablement, Mme Bolot-Gittler la préviendrait par téléphone… Vers 11 heures, ce matin-là, elle a pourtant reçu un autre coup de fil : celui du secrétaire d'État aux Personnes âgées, M. Hubert Falco, qui redoute les périls que la canicule fait peser sur ses administrés. En l'absence de son collègue Mattéi, qu'envisage-t-on à la Direction générale de la santé ? Le ministre s'entend répondre que « la situation est sous contrôle », et que, d'ailleurs, un « numéro vert » de prévention chaleur sera bientôt communiqué aux Français...

Catastrophe naturelle ?

À écouter cette dame, j'ai été le seul, en cette matinée du 11 août, à lui décrire la gravité de la situation. Effectivement, je lui avais confirmé par téléphone que nous, urgentistes, avions enregistré cinquante décès sur Paris par recoupements. Je lui avais dit alors qu'il était inadmissible de parler de morts naturelles. Que ce fatalisme se retournerait inévitablement contre les fonctionnaires irresponsables. Si moi, urgentiste de base, je l'ignorais à l'époque, les sapeurs-pompiers et la préfecture savaient que cinq cents morts avaient déjà été constatés, soit dix fois plus que le chiffre que j'avançais. Aujourd'hui, nous avons appris que, lors du week-end écoulé, cent quatre-vingt-dix personnes étaient mortes en quarante-huit heures, en vacance totale de ministère. Malgré la situation affolante que je lui rapportais, qu'a fait Mme Bolot-Gittler, alors qu'elle ne parvenait à obtenir aucune confirmation officielle de cette surmortalité, tant de l'Assistance publique, de la Direction de la santé que des services préfectoraux ? La question lui sera posée par un député enquêteur : « Mais, madame, vous n'avez appelé personne ? »

À midi, ce jour-là, elle tenait une réunion de travail au quatrième étage de son ministère. Elle apprenait que les services d'urgence de Paris étaient engorgés, que les fermetures de lits étaient plus nombreuses que les services ne l'affirmaient. Se rejouait donc, entre élites, la scène des trois singes, le muet, l'aveugle et le sourd.

Mme Bolot-Gittler adopte la ligne de défense fondée sur les fameuses justifications *a posteriori*, dont tant de ses collègues useront désormais. Une théorie qui figure dans le livre du professeur Abenhaim.

La crise hospitalière a été bien gérée, dit-elle. Les personnels des hôpitaux présents ont fait honneur à leur mission de service public. Il demeure, en revanche, que personne n'a vu se profiler la canicule désignée comme « catastrophe naturelle » et humanitaire. Mais alors, les outils de prévision et d'anticipation des risques du ministère n'ont servi à rien ? Mme Bolot-Gittler a cette réponse : « Au plan de la santé publique, à aucun moment, ni le 11, ni le 12, ni le 13 août, une quelconque prise en compte du risque de décès massifs n'a été évoquée par personne. Jusqu'au 13 au soir et le communiqué des Pompes funèbres générales. » À peine a-t-elle achevé sa phrase qu'un journaliste du *Parisien,* présent dans l'hémicycle de l'Assemblée où siège la Commission d'enquête, s'écrie : « Mais, madame, enfin, le matin même du 11 août, notre journal titrait : "Deux mille morts" ! »

Lors de l'audience du 19 novembre, quelques jours après l'audition de Mme Bolot-Gittler, Gérard Bapt, député socialiste de Haute-Garonne, estime que « Mme Bolot-Gittler devrait démissionner », car elle n'a pas dit toute la vérité lors de son audition. « Elle a menti, au moins par omission, en disant qu'elle n'avait été alertée par personne en rentrant de vacances. » On peut au moins s'interroger sur la continuité du service de l'État en cette période estivale. Le conseiller du ministre, William Dab, avait quitté Paris le 9 août précédent, l'aurait-il fait sans laisser aucune note de synthèse, aucune réflexion de suivi à propos des prolégomènes d'une situation anormale, à laquelle il avait lui-même été confronté lors de la semaine écoulée ?

Le député Bapt repasse une couche : non seulement la fonctionnaire « a laissé vide le cabinet du ministre de la Santé pendant tout le week-end critique du 9 au 10 août », mais « le 11 août, alors qu'elle affirme qu'elle n'avait pas été « alertée sur la gravité de la situation », elle avait eu « plusieurs alertes téléphoniques du docteur Patrick Pelloux, d'Yves Coquin, directeur adjoint de la Direction générale de la santé, et enfin un fax de ce dernier, en fin d'après-midi, qui l'alertait du fait que les funérariums étaient débordés. Si tout cela, hors de l'inertie dont elle a fait preuve, n'a pu la conduire à réagir, cela dépasse l'entendement ».

Jean-François Mattéi comparaît le mardi 25 novembre devant la Commission présidée par Claude Évin. On s'en souvient, ce dernier fut le ministre de la Santé du gouvernement Rocard qui congédia en moins d'une semaine l'iconoclaste secrétaire d'État et cancérologue Léon Schwartzenberg, notre maître regretté.

Au Palais-Bourbon, entre gens bien élevés, les silences mêmes relèvent de la casuistique. Jean-François Mattéi s'interdit de mettre en cause l'action de tel ou tel responsable, car, pour lui, le ministère a été confronté à « une catastrophe naturelle doublée d'une crise structurelle ». Fort bien. Ce qui veut dire, en clair, que le ministre de la Santé désavoue les structures qu'il anime dans cette circonstance. Les citoyens connaissent l'antienne sans cesse reprise par les hommes politiques depuis l'affaire dite du « sang contaminé ». Ni responsable ni coupable. « Quand tant d'erreurs d'appréciation surviennent, dépose Jean-François Mattéi, ce ne sont pas des individus qu'il faut mettre en cause, mais bien des systèmes. Pour ma part, je vous le dis très clairement, je n'ai pas le sentiment d'avoir commis, à un moment ou à un autre, une faute. » Nouveau recours à la ligne générale : certes, le système a failli, mais, hormis quelques « erreurs de communication », le cabinet du ministre n'est comptable d'aucune faute. Une fois de plus, mes propos publics sont utilisés par le ministre lors de l'audience. Il rappelle le nombre de cinquante morts que j'avançais au Journal de TF1, le 10 août, mais, ajoute-t-il pour décrire la situation absurde dans laquelle il se trouve lui-même ce jour-là : « Il y a déjà six mille cinq cent quarante et un morts… Le lendemain, huit mille morts. Et personne ne le sait. »

Le ministre s'est trop engagé : non seulement il avoue l'effondrement des systèmes de santé du pays, mais il ne concède que quelques problèmes de communication de son cabinet. Près de six mois plus tard, aucune modification des structures de l'État n'a été mise en route à cet égard, rien n'a changé. À ma connaissance, seul Nicolas Sarkozy a entamé une réflexion sur cette crise relevant aussi des compétences de la Sécurité civile, qu'il administre en tant que ministre de l'Intérieur. Je pourrais conseiller à Jean-François Mattéi de se pencher au plus près sur les ouvrages du philosophe-sociologue Ivan Illich[1]. Dans son œuvre, celui-ci n'a de cesse de démontrer comment l'empilement des appareils de la technostructure provoque inexorablement irresponsabilités et défaillances du système. La bureaucratie génère immanquablement le mensonge et le déni de raison. Quand les autorités administratives devenues satrapies se moquent de l'inconcevable survenu, elles invoquent le hasard, l'imprévisibilité des accidents, ultime moyen de protection... Les livres d'Ivan Illich sont mal connus. C'est dommage. D'autant qu'avec la destruction du

1. *Libérer l'avenir* et *La Convivialité*, volume 1, Œuvres complètes, éditions Fayard, 2001.

soviétisme, les naïfs ont cru la bureaucratie éradiquée, alors que ce mal ronge tout pareillement les démocraties.

Au cabinet du ministre, personne ne démissionnera, et William Dab sera promu directeur général de la Santé.

Accepter l'inacceptable

Comme tant d'autres, en somme, Jean-François Mattéi a fait sienne une thèse que Lucien Abenhaim évoque dans son ouvrage : « En matière d'alerte sanitaire, rien n'est venu d'en haut, que ce soit de l'Institut de veille sanitaire ou de la Direction générale de la santé, mais rien n'est venu d'en bas[1]. Notre système centralisé, cloisonné, est resté inopérant face à cette montée silencieuse de morts. Les quelques cas d'alerte donnés sur le terrain ont été considérés comme des cas isolés, pour lesquels on pouvait trouver une explication factuelle. » *Fatalitas...*

« L'en-bas », c'était donc nous, personnels soignants. Une sorte de crainte collective agite les fonctionnaires. Des menaces sournoises se murmurent. Je me souviens de conseils discrets :

1. Souligné par l'auteur.

« Ne pas aller trop loin... Ne pas réclamer la démission des responsables... » Si quinze mille personnes sont mortes, il faut l'attribuer à l'absence de signes avant-coureurs et de jurisprudence caniculaire. Stupéfait du constat, Jean-François Mattéi conclut à l'attention de la Commission : « Je comprends bien que ce soit incroyable, mais c'est comme ça : il faut accepter l'inacceptable. »

Jamais, je crois, pareil aveu n'avait été prononcé par un homme politique. Qui s'étonnera désormais de la suspicion des Français à l'égard de leurs élus ?

Le 5 novembre, le conseiller technique du ministre, William Dab, tente de théoriser l'incompréhensible chaos devant les parlementaires : « Nous étions dans une sous-représentation du risque[1]. Nous n'avions aucune donnée pour passer du modèle du vent à celui de la tornade. » Ce qui est faux. Mais, insiste l'un des députés, l'honorable conseiller s'est-il inquiété quand les rumeurs mortifères de différentes sources lui parviennent ? « Mille cinq cents morts, c'est une fluctuation normale de la mortalité liée à la chaleur pendant l'été. » Quand le peuple souffre et meurt,

1. Souligné par l'auteur.

il s'agit d'une statistique, et non d'une donnée humaine. Il reste que ces mille cinq cents morts inauguraient la disparition de quinze mille autres... À propos des inquiétudes de la Direction générale de la santé, le conseiller a ces mots : « Le ton de la Dgs était compassionnel. »

Assise près du conseiller Dab, Anne Bolot-Gittler écoute l'argumentation de celui-ci. C'est du fait de « l'absence de représentation du phénomène » qu'elle-même et les autres n'ont pas réagi plus tôt. Les qualités de ces personnels situés à des postes stratégiques de l'État ne sont-elles pas de gérer les crises plutôt que d'établir des argumentaires choisis *a posteriori* ? Mme Bolot-Gitler concède tout de même son « absence de vision de terrain ». Compassion à un bout de la chaîne, défaut de vision à l'autre... Les services de secours et les soignants ne manquèrent ni de « compassion » ni de « vision ». Ils assurèrent leur mission au service des malades, simplement.

Matthieu Écoiffier rapporte, interloqué, cette conclusion de Mme Bolot-Gittler, à la fin de son audition[1] : « Que ferions-nous aujourd'hui ? Nous ne déclencherions pas le Plan blanc dans les hôpitaux. Nous mettrions les personnes âgées à l'abri

1. *Libération*, 6 novembre 2003.

en les emmenant au cinéma climatisé. » Ces gens de cabinet n'ont strictement rien compris.

La directrice de cabinet n'est pas cynique, elle émet publiquement l'une des solutions soulevées par les professionnels soignants au cœur de l'action. Instruits par la littérature médicale, instruits empiriquement de la tragédie qu'ils vivaient, les urgentistes des Samu et des hôpitaux avaient formulé cette hypothèse. Ceux du « terrain », invisibles aux yeux des clercs de ministères, avaient songé un moment à la réquisition des locaux climatisés, privés et publics, pour transférer les patients déshydratés. Mais du fait de l'imprévoyance de la Veille sanitaire, le projet s'était vite révélé irréalisable.

Auditionné le 25 novembre, dans la foulée de Jean-François Mattéi, le professeur Abenhaim regrette la faiblesse des moyens consacrés à la santé publique en France… Il propose, partout dans le pays, l'équipement en climatisation des maisons de retraite et des établissements hospitaliers : « Face à la chaleur, la climatisation est la seule solution, comme le chauffage l'est en hiver. Si les hôpitaux, où sont mortes deux mille cinq cents personnes cet été, avaient été climatisés, il n'y aurait eu que quarante décès ; et si les maisons de retraite, où cinq mille personnes âgées ont perdu la vie, l'avaient été, il n'y aurait eu que cent morts. » Il est dommage que cet homme n'ait pas appliqué ces principes de base auparavant. Mais ne chargeons pas la barque du pêcheur : pas plus Lucien Abenhaim que le ministre Mattéi lui-même ne formule de propositions concrètes devant les députés afin que d'autres catastrophes « automatiques » ne se rejouent lors de nouvelles canicules. L'équipement généralisé d'appareils de climatisation ? Certes. Mais réchauffement de la planète ou non, les hôpitaux manquent de tout, et de lits surtout.

La cause est entendue

La théorie de l'imprévisibilité est décrite dans l'ouvrage du professeur Abenhaim. Il s'appuie, notamment, sur les conclusions d'experts américains venus étudier, sur le terrain, l'été français de 2003. Ceux-là compareront ce drame à une « tornade », à un « séisme », à une catastrophe donc. Mais attention, le mot gêne : il échappe par trop aux certitudes. Il reste tout de même que, « l'épidémie » enclenchée, l'appareil de veille sanitaire n'a su anticiper, identifier les moyens d'intervention nécessaires dans les jours précédant la lente crise meurtrière. Mais, dira-t-on, pourquoi, dans le Sud, le professeur Sanmarco a-t-il réussi ses campagnes de prévention ? Pourquoi, en Espagne, au Portugal et en Italie, les conséquences du phénomène climatique n'ont-elles pas dégénéré à ce point ?

Citant la thèse, *a posteriori*, de son propre ouvrage, Lucien Abenhaim explique aux députés : « Et comme je l'ai dit sur Cnn, dans les mêmes circonstances, avec des milliers de malades aux urgences, New York aurait-elle fait mieux que Paris ? » La cause est entendue. Une fois encore la culture médicale française ne peut se penser sans l'expérience et le savoir américains.

Le mal empirant de jour en jour, convenons que nous n'espérions qu'en la chute du mercure dans les thermomètres et la mise en application du Plan blanc. Un plan que l'ex-directeur général de la Santé, fidèle à sa théorie, tient comme un recours négligeable. Devant le président Évin et le rapporteur d'Aubert, M. Abenhaim reformule son imparable solution : la thèse gaillarde de la climatisation de vingt-neuf centres hospitaliers universitaires, de deux cent quinze hôpitaux généraux, de sept cents hôpitaux locaux et de quelques milliers de centres d'hébergement du troisième âge en France !

Mais au fond, comment le directeur général de la Santé considère-t-il la simultanéité de la canicule, la passivité de l'appareil sanitaire d'État et son mutisme ? Rappelons les propos de Jean-François Mattéi : « En matière d'alerte sanitaire, rien n'est venu d'en haut, que ce soit de l'Institut de veille sanitaire ou de la Direction générale de la santé. » Qui donc est responsable alors ?

Le caractère exceptionnel d'un événement comparable à un séisme tellurique demeure donc la seule justification des autorités et du ministre. Accepter l'inacceptable… On pourrait diagnostiquer la dépression collective des dirigeants.

Outre la thèse de l'imprévisibilité, le professeur Abenhaim s'en prend au défaut de communication de l'appareil sanitaire et, pis, au « déni » de réalité du ministre de la Santé lui-même. Les outils d'alerte de l'institution sont nuls et non avenus : « pas de carte de vigilance météorologique », « pas d'agence de santé environnementale », « pas de recueil des données de mortalités fiables en temps réel ». À le suivre, la santé de la maison France est une pétaudière. Comment cela se peut-il ?

D'autres manquements ont contribué à l'aggravation d'une situation imparable. Le lecteur apprendra ainsi qu'il existe une commission

Santé-Biométéorologique chargée de « conseiller » Météo-France sur l'effet sanitaire des températures. Outre l'appareil météo, la structure, placée sous l'autorité du ministre, est composée de « divers experts », de techniciens de la Sécurité civile, dépendants, eux, de la place Beauvau. Elle se révéla défaillante elle aussi. Pourtant, quatre mois avant la canicule, cette commission, placée sous l'autorité de Gilles Dixsault, médecin spécialiste de l'Agence française de sécurité sanitaire environnementale, s'était réunie. Lucien Abenhaim écrit dans son livre : « À l'issue de cette réunion, dans son vœu n° 3, la Commission note, à propos des fortes chaleurs, que "ces phénomènes directs ou indirects, dangereux pour la santé, ne sont pas pris en compte par la procédure Vigilance, qui a pourtant pour fonction d'édicter des cartes à destination et au profit des médias, signalant les risques de tempêtes et de perturbations climatiques dangereuses". »

Quand, le 12 août, la chaleur a atteint ses maxima, le docteur Dixsault rédige un e-mail à l'intention de l'adjoint à la Direction générale de la santé, Yves Coquin : « Les situations météorologiques extérieures n'ont pas été prises en compte dans le cadre des procédures de vigilance mises en place en 2001, à la suite de la tempête de fin 1999. » L'urgence « chaleur » est donc absente des objectifs de l'Afsse. M. Coquin lit alors devant la Commission la suite du texte reçu sur sa messagerie : « J'ai pris connaissance des communiqués de presse relatifs aux fortes chaleurs des 8 et 11 août 2003, publiés, le premier, par la Direction générale de la santé, et le second, par le cabinet. En ce qui concerne le premier, il y a une certaine maladresse ; en effet, on lit "Éviter les boissons, même faiblement alcoolisées". [...] Il aurait été préférable d'écrire, de manière plus claire : "Éviter les boissons alcoolisées, même faiblement alcoolisées". »

On doit convenir qu'au sommet de la canicule meurtrière, ce 12 août notamment, le président de la commission Santé-Biométéorologie ne manque pas d'à-propos. Sur quelle planète ces gens vivent-ils ?

Il ne s'agit pas d'adresser reproches à quiconque, mais « simplement de souligner que la perception du risque n'était pas à la mesure du drame chez ceux qui ne voyaient pas les malades, même les plus avisés d'entre eux[1] », écrira justement le professeur Abenhaim.

1. Souligné par l'auteur.

Afin de mesurer l'impéritie gouvernementale, il me semble utile de citer cette phrase d'Yves Coquin qui aurait dû faire la « une » des médias. Il apprend, au matin du 11 août, que le ministre Mattéi va livrer aux téléspectateurs, en direct le soir même, l'ouverture téléphonique d'un numéro vert « Alerte chaleur ». Yves Coquin confie aux députés : « Je m'en suis occupé aussitôt, mais c'était une gageure, car le ministère de la Santé était en quasi-cessation de paiement[1]. » Ce qui veut dire, alors même que la catastrophe sanitaire explose, que le fonctionnaire intérimaire consacre son temps et ses efforts à épargner une bévue au ministre qui ignore que les finances officielles sont incapables de couvrir la gestion des lignes dont il doit annoncer l'ouverture le soir même !

Le 17 décembre, Cédric Grouchka, conseiller du cabinet du ministre, chargé de l'Hospitalisation, se présente devant la Commission d'enquête parlementaire. Il déclare : « Du 7 au 8 août, on était face à un engorgement limité, non massif, des services d'urgences », ajoutant que « la réponse, aussitôt, a été adaptée ». Le président de la Commission, Claude Évin, lui

1. Souligné par l'auteur.

rappelle tout de même que le 6 août, William Dab, le conseiller technique en charge de la permanence de la Santé publique au ministère, s'inquiétait des conséquences des hautes chaleurs : « Vos bureaux sont à quelques portes des siens, dit-il. Vous ne vous êtes pas parlé alors. Vous n'avez pas mis en rapprochement les inquiétudes de celui-ci et l'engorgement des urgences ? – Non », répond M. Grouchka. Exit.

Yves Coquin lui succède à la tribune. Le directeur adjoint de la Direction générale de la santé semble tendu : il est en première ligne en raison de l'absence, lors des faits, de son « patron » Lucien Abenhaim. Il s'étonne de la non-reprise par les médias du 8 août de l'inénarrable communiqué dont nous avons relaté les péripéties plus avant. « Le samedi, confie Yves Coquin, je parle avec des journalistes et je suis clair : j'évoque à plusieurs reprises qu'il va y avoir plusieurs centaines de morts. » Le directeur de la Dgs par intérim – en temps normal chef du service de la Prévention et de la Gestion des risques – ne s'étonne guère de la non-réactivité de ses interlocuteurs. Il ne tempête ni ne réitère ses inquiétudes auprès des « rubricards » santé des médias. Alors, je pose la question : les informations alarmantes, délivrées à quelques journalistes dans un couloir, étaient-elles à ce point dénuées de sens ? N'auraient-elles pas été par trop alambiquées ? Je suis en tout cas persuadé qu'un point de presse consacré à de telles informations aurait convaincu les journalistes de la gravité de la situation.

« Si on avait su… »

L'audition de Patrick Lagadec, expert en catastrophes et directeur de recherches à l'École polytechnique, va démontrer le retard considérable des organismes de veille et de prévention du gouvernement français. Il relate, avec un grand luxe de détails, de récents « retours d'expériences » venus de l'étranger. Ainsi une vague de grand froid au Québec, province développée, a provoqué un « bug » énergétique. M. Lagadec décrit la remarquable adaptabilité de l'appareil de crise politique et technique canadien ; à l'inverse, il démonte, implacable, la « bunkérisation » des bureaucraties françaises stérilisées par le refus d'analyser les signes précurseurs des aberrations climatiques, le refus « d'entendre » les interrogations et les informations subjectives émanant des acteurs « d'en bas ». Il donne ensuite son interprétation des déclarations recueillies après la canicule française du mois d'août, et il affirme qu'on pourrait en tirer un parfait « contre-manuel de gestion des crises »... Il synthétise ainsi la dénégation collective : « On n'a rien su, et si on avait su, on n'aurait rien pu faire. » Irrévocable condamnation des appareils de veille, tétanisés, anesthésiés par l'inconcevable. En bref, le refus, la négation d'une culture du questionnement en France. La bureaucratisation dévoile ainsi des perversités inédites...

Au terme d'un échange de propos entre l'expert Lagadec et le député Landrin, de Loire-Atlantique, il ressort qu'en l'absence des chefs le pouvoir délégué aux cadres subalternes se bloque inévitablement tant ceux-ci sont incapables de s'aventurer intellectuellement au-delà des barbelés hiérarchiques. En revanche, M. Lagadec évoque avec chaleur les décisions rationnelles de Pierre Carli, chef du Samu 75, découvrant les toutes premières conséquences du phénomène climatique. Aussitôt, celui-ci a consulté la littérature savante sur Internet et a fourni aux équipes de sa responsabilité les protocoles préventifs essentiels, le cadre thérapeutique permettant la prise en charge des victimes, malgré l'indifférence de l'appareil de santé décisionnel.

L'exposé de Pierre Carli démontre aux commissaires parlementaires que les urgentistes n'ont pas failli à leur mission. Après notre conversation matinale du 8 août, il rappelle qu'il a adressé sur-le-champ une note à l'Assistance publique, où il réclamait l'ouverture immédiate de lits pour « des personnes âgées souffrant d'hyperthermie ». Il n'a rien obtenu de la haute administration avant le Plan blanc du 13 août. Ce même mercredi, quelques heures plus tard, il est contacté au téléphone par la Direction générale de la santé. Il dit aux députés qui l'interrogent : « J'ai répondu que nous étions fort sollicités, et que pour l'instant, on faisait face. » Mais il conclut : « J'ai bien peur que cela ait été mal interprété. »... Tout au long de la journée, il réunit les documents de référence sur les « coups de chaleur », s'intéressant particulièrement à un « retour d'expérience » d'une crise caniculaire du même type survenue à Chicago en 1995. Il se promet de plancher sur ces documents le soir même, à la fin de son service. Il s'adresse ainsi aux députés : « Je me suis dit : nous avons mis le pied sur une bombe. » Dès lors, Pierre Carli diffuse largement le protocole de soins à porter aux victimes d'hyperthermie. Durant le week-end, il acquiert la certitude que les personnes âgées à domicile ou en maison de retraite sont les cibles de la catastrophe. Devant les parlementaires enquêteurs, il avoue son incompréhension face à des médias qui ne répercutent que bien médiocrement des conseils jugés trop évidents, mièvres même. Alors que l'espoir vital dépend souvent des conseils de prise en charge les plus simples. Ce qui démontre l'analphabétisme collectif en matière d'éducation à la santé.

L'innommable a surgi le lundi 11 août. Tout reposait à ce moment-là sur les brigades de pompiers et les services d'urgences. « Alors, dit Pierre Carli, on a l'impression d'être des gardiens de but : on a vu arriver le ballon, on a fait un arrêt réflexe, mais pour que l'équipe gagne, il faut que tout le monde joue. »… La métaphore n'appelle aucun commentaire.

Le jeudi 18 décembre, le ministre de l'Intérieur dépose à son tour devant la Commission. À entendre Nicolas Sarkozy, ses équipes ne sont en rien comptables de la mauvaise gestion du phénomène : « Les services relevant du ministère ont répondu à la mission qui était la leur, dit-il, une mission qui ne comporte pas le suivi statistique de la mortalité, ni celui du fonctionnement des services de santé, ou la délivrance de consignes sanitaires. » Il reste que, privé d'informations de source médicale – aucune donnée ne sera transmise au cabinet Sarkozy avant le 12 août –, le ministre de l'Intérieur, comme l'ensemble du gouvernement d'ailleurs, ne prendra conscience de la tragédie que lorsque des milliers de cadavres encombreront les services funéraires du pays. Il ressort de ses déclarations qu'aucun subalterne, pas plus à la direction des sapeurs-pompiers qu'à la préfecture, dirigée par le directeur de cabinet, Pierre Lieutaud, n'a dérogé aux missions prévues. Fidèle à un parler vrai qui hérisse nombre de responsables politiques, Nicolas Sarkozy conclut sa déposition ainsi : « Les clignotants n'étaient pas adaptés pour révéler une crise dans les hôpitaux, dans les maisons de retraite, dans la solitude des appartements. Nous sommes passés à côté de ce drame. »

Égalité sanitaire

Il appartient aux rapporteurs des commissions internes des ministères de délivrer la bonne lecture *a posteriori* de la catastrophe. C'est d'autant plus impératif que l'opinion publique doute, depuis cette crise exceptionnelle, de la fiabilité de l'appareil de santé et de prévision. Comme si l'inquiétude rampante l'avait emporté, comme si « l'inconcevable » et ses conséquences avaient dépassé les bornes de la raison.

Désormais les enjeux politiques autour de la question de l'hôpital sont débattus publiquement. Il suffit, chaque jour, de consulter la presse pour juger de l'ampleur des problèmes auxquels l'appareil de santé est confronté. Les marchandages entre les élus et les institutions autour du maintien ou non des maternités locales, des services d'urgence, de la fermeture de lits hospitaliers concernent tous les Français. La République veut-elle maintenir l'égalité territoriale des soins ? La multiplication des crises sanitaires – sang contaminé, vaccination contre l'hépatite B, effets de la « vache folle », affections nosocomiales, légionelloses – finit par entacher la réputation de la santé publique dans nos régions. Fort ébranlés déjà par la mise à l'encan des principaux services publics, les Français, qui tiennent à la démocratie sanitaire comme à la prunelle de leurs yeux, se rendent compte que l'hôpital n'est déjà plus l'hôpital. La pensée économique unique détruit lentement les principes de ce patrimoine républicain. Si cet ultime espace d'égalité était plus menacé encore, une crise sociale sans précédent s'ensuivrait.

L'analyse des conséquences de la canicule participera, nous sommes nombreux à le souhaiter, à la refondation démocratique de notre organisation sanitaire. Le temps en est venu. D'ailleurs, la vitalité des nouvelles associations de malades et d'usagers de la santé démontre que les citoyens veulent prendre en main le destin de l'hôpital public. L'opinion n'admet pas son dévoiement. Il s'agit alors de préserver l'union des malades et des professionnels de santé.

Pour l'heure, la question majeure soulevée par l'épisode de 2003 porte sur l'incapacité des dirigeants à décrypter les signes avant-coureurs de la catastrophe et la stupéfiante indifférence des autorités savantes et bureaucratiques à l'égard de l'alerte lancée par les hospitaliers engagés sur le terrain. Les citoyens doivent savoir la vérité, afin de peser sur la paralysie de l'appareil, les cloisonnements des fiefs professionnels, les lobbies interministériels, les défauts de coordination des services sanitaires d'État, la déliquescence, enfin, du système hiérarchique de l'administration hospitalière.

L'hôpital n'est pas une marchandise, ou une chaîne de production classique. Jamais la nation n'acceptera le diktat d'une gestion économique et financière aux dépens d'objectifs mettant en péril trente années de sa modernisation : de formidables compétences techniques associées au respect de la dignité des patients. Il reste que la parcellisation des pouvoirs risque d'affaiblir encore la médecine quotidienne à l'hôpital.

Le vieil âge oublié

Au « bug » hospitalier, aux ravages de la Faucheuse, s'ajoute un scandale qui débouchera tôt ou tard sur un mouvement social inédit : le défaut de prise en compte du vieillissement démographique de la nation. Comment le gouvernement Raffarin pourra-t-il se défausser de ses responsabilités, alors que dans le budget de finances 2003, le ministère a « coupé » 183 millions d'euros de crédits réservés à la médicalisation des maisons de retraite ? Certes, il y eut des victimes ailleurs : sous les toits de Paris comme dans les appartements des beaux quartiers, à la ville comme à la campagne, des maisons de retraite aux établissements cotés. Je connais une maison de retraite municipale où quarante-deux pensionnaires ne disposent que d'une seule douche, inadaptée aux besoins des affections gériatriques. Bien sûr, sous l'administration de Jacques Chirac et de Jean Tibéri, le secteur privé consacré au troisième âge a vu ses capacités d'accueil augmenter de 1 465 % à Paris ! Mais qui sait que les financiers et les banquiers de ce secteur ultra-lucratif « taxent » leurs résidents de 3 000 euros par mois, selon une enquête du *Canard enchaîné*[1] ? Quelle égalité, alors, devant le vieillissement et la fin de vie ? La crise caniculaire, il faut le dire, a d'abord décimé les résidents des maisons de retraite spécialisées. L'insuffisance des moyens médicalisés, les établissements dépourvus de médecins « contractualisés », tout cela doit cesser.

En maison de retraite privée et publique comme à l'hôpital, les hiérarchies administratives doivent arrêter de tenir à l'écart les personnels infirmiers, les aides-soignants, les agents techniciens, qui réclament leur place et ne supportent plus d'être infantilisés par le paternalisme ambiant. Les révoltes des infirmières de 1986 et 1988 – ces femmes qui campaient devant le ministère de la Santé en criant : « Ras la seringue ! » – n'ont guère changé la donne. Quand on sait que vingt mille professionnels, infirmiers, infirmières et cadres hospitaliers, ont abandonné en moins d'une décennie, leur profession méprisée, peu considérée, on mesure l'ampleur du gâchis.

1. 3 septembre 2003.

Sous le titre : « Trois leçons sur la canicule », Jean-Yves Nau, journaliste au *Monde*, ose ce constat : « Cette catastrophe survient aussi dans un pays qui, après différentes affaires sanitaires de contamination de produits thérapeutiques et alimentaires, a vu une puissance publique tout faire pour mettre en place, par voie législative, un maillage épidémiologique et sanitaire que l'on tenait jusqu'à présent parmi les plus précis et les plus performants au monde face aux risques alimentaires, médicamenteux, radiologiques et environnementaux[1]. » Peut-on en être sûr, désormais ?

Fameux connaisseur du système de santé et des collapsus sanitaires survenus, le journaliste me permettra d'emprunter une partie de son analyse : « En toute hypothèse, et de manière quelque peu paradoxale, la canicule – l'un des rares risques sanitaires à ne pas avoir été pris en compte dans notre pays de climat tempéré – est venue démontrer que, dès lors que la politique place le principe de précaution au rang d'une vertu cardinale, il lui faut toujours relever la barre au plus haut niveau de sécurité. À ne pas le faire, il s'exposera au risque, comme c'est désormais le

1. 20 septembre 2003.

cas aujourd'hui pour le gouvernement Raffarin, d'être accusé, sinon de culpabilité, du moins de dramatique incompétence. »

Au lendemain de cet épisode meurtrier, je suis convié à maintes reprises à rencontrer, à débattre avec des mouvements de citoyens, des militants d'associations de la santé, des adhérents de quelques partis politiques. Mes copains du groupe Les Têtes raides m'ont invité plus d'une fois à dialoguer avec leur public. Je me suis rendu chez les communistes, à La Courneuve, lors de la fête de l'Humanité. J'ai déféré à une invitation du Conseil national de l'ordre des médecins. À son initiative, j'ai rencontré avec intérêt et curiosité François Bayrou. Ancien ministre de l'Éducation nationale, ce notable provincial possède une vraie connaissance des administrations, des hauts fonctionnaires, des agents inamovibles de l'État, ceux qui restent en charge quand les gouvernants passent. François Bayrou analyse subtilement la crise meurtrière d'août 2003. Pour lui, il est indispensable d'étudier les phénomènes catastrophiques récurrents, la répétition des problèmes prétendument imprévisibles, les épizooties se multipliant.

De l'esprit de conservation

La puissance publique semble débordée par l'avalanche de défaillances de ses appareils d'alerte et de prévision sanitaire. L'opinion connaît bien les réflexes conditionnés de l'institution : négation des crises environnementales, incapacité de réaction, secrets à propos des conséquences sanitaires. On se souvient de Dominique Voynet, ministre de l'Environnement, constatant, navrée, les effets de l'imprévisible marée noire du pétrolier *Erika*. Et toujours la même rengaine destinée à calmer les esprits : les situations sont « sous contrôle », les services de l'État « assument ». À propos des conséquences de la canicule, comme pour tant d'autres drames de santé publique, François Bayrou fait le même constat que François Hollande : ils prétendent que la chaîne des décisions publiques est obsolète. Ils préconisent non pas le dépoussiérage, mais la reconstruction de notre appareil public de décision et d'intervention. Pour eux, l'invocation sempiternelle à « la réforme » dissimule au contraire une féroce volonté de conservation des structures de décision telles qu'elles existent. Alors, personne ne semble plus responsable de quoi que ce soit. Les gouvernants se protègent, les conseillers assurent leurs arrières. La gent administrative escompte qu'avec le temps, ce baume consolateur, la mémoire atténuera la violence des faits. Si la Commission d'enquête parlementaire n'avait pas été décidée par le président de l'Assemblée nationale, la canicule, moins d'un an plus tard, ne serait qu'un « mauvais souvenir ». Comme si rien n'était advenu. Hormis la démission d'honneur d'un seul fonctionnaire, le Directeur général de la santé, valant dès lors absolution de l'ensemble des acteurs silencieux des structures sanitaires et hospitalières...

La puissance publique s'est égarée dans le labyrinthe administratif qu'elle a elle-même bâti, cette forteresse où les hiérarques sont confis de suffisance et d'autoritarisme. Un système qui néglige, se moque de la représentation nationale. C'est ainsi que Gérard Bapt, rapporteur du budget du ministère de la Santé, sera éconduit par ce même ministère alors qu'il venait quérir des informations au plus fort de la canicule en tant que député de la Nation. Du jamais vu. Mais qui donc gouverne au nom du peuple français ?

Dans un entretien au *Monde,* François Bayrou sera l'un des rares politiques à dénoncer précisément l'accumulation des réformes cosmétiques, consistant à toujours ajouter de nouveaux matelas administratifs à ceux déjà existants. Il a les mots justes, à lui d'y être fidèle, désormais : « Pour les situations d'urgence, il faut que la fonction d'alerte soit assumée. Il faut que, lorsqu'une menace approche, une vigie ait l'autorité nécessaire pour dire “attention, danger”. J'ai proposé, dit-il, pendant la campagne présidentielle, que soit créée une autorité indépendante chargée de l'alerte, qui mette assez tôt les pouvoirs publics en face de leurs responsabilités lorsqu'un danger approche. [...] L'urgence est devenue la grande plaque tournante de la médecine en France. Or, les moyens humains et matériels manquent dramatiquement, la distribution sur le territoire n'est pas bonne. De la même manière, l'organisation des soins aux personnes les plus âgées, à domicile comme en milieu médical, ne peut plus en rester à ce qu'elle est. »

Depuis l'automne passé, les personnels de santé, des citoyens comme les autres, sont sommés de répondre aux questions de leurs proches, de la société : depuis le tragique bilan, l'hôpital commence-t-il à se réformer ? Rien n'a été fait. Sinon qu'au moindre péril, épidémies de bronchiolite, premières froidures, fortes pluies et inondations, chutes de neige, les recours aux Plans blancs hospitaliers se multiplient. Mais gouverne-t-on un pays en tablant uniquement sur les craintes des citoyens ? Ils sont pathétiques, ces responsables sceptiques devenus tout à coup surréactifs… Ce surcroît d'anxiété révèle la fragilité du sommet de l'État. Que le thermomètre chute au-dessous de zéro, on déclenche aussitôt un « Plan froid », et qu'importe si l'organisme humain réagit mieux aux froidures qu'aux grandes chaleurs. Par grands froids, il suffit que les pauvres aient l'autorisation de s'abriter dans les couloirs du métro pour éviter les drames, alors que personne n'échappe aux températures caniculaires. D'ailleurs, selon Médecins du monde, la catastrophe de l'été dernier a tué plus de démunis que le gel de tout l'hiver 2002-2003 !

Reste qu'il suffit de consulter la littérature médicale pour apprendre que les États qui se sont « équipés » contre les problèmes climatiques l'ont fait à la suite de canicules. Suffit-il d'admettre l'obsolescence des structures précédentes...

L'hôpital au cœur de la cité

La crise nous a rappelé que l'hôpital demeure le lieu modal de la cité. Nombreux parmi mes amis médecins, mes collègues de l'urgence, ont l'expérience des missions humanitaires de Médecins sans frontières ou de Médecins du monde. Forts d'expériences incomparables, ils confirment tous qu'au cœur des pires tragédies politico-militaires, au centre des conflits les plus archaïques, dans les camps de réfugiés, l'infirmerie, l'hôpital, demeure toujours essentiel. Ouvert de jour comme de nuit dans les décombres des villes, offert à tous les vents, l'hôpital est un sanctuaire, la seule promesse de soulagement, le seul territoire préservé de la compassion agissante et de l'espoir. Citoyens d'une vieille nation, nous avons le devoir de le sauver. En lui portant attention, en le transformant, le réformant même de fond en comble, s'il est nécessaire. Les défaillances de notre appareil de santé, lors de l'été de 2003, seront décryptées, pensées, jugées par nos députés, délégués du peuple.

Depuis l'été meurtrier, une rumeur enfle à propos de l'hôpital : les établissements ne parviennent plus à assumer leur fonction. Imparable. C'est alors qu'une logique économique s'avance, masquée : l'hôpital doit être rentable, normé. Placé en concurrence, concédé aux intérêts privés, il se régénèrerait ainsi. Mais nous savons que les effets du dogme libéral privilégient avant tout l'égoïsme et l'argent.

Après la décimation, je participai à une réunion de travail, au mois d'octobre 2003. Le ministre Mattéi m'apparut alors meurtri, accablé, mais les fonctionnaires des directions administratives, les experts de l'appareil de Veille sanitaire, les représentants des syndicats cogestionnaires rivalisaient d'arguments et de constats forcément parcellaires. C'était étrange : j'avais l'impression d'être l'un des acteurs d'une séance de thérapie de groupe. À l'occasion d'une autre réunion – la dernière où je serai convié –, Édouard Couty, le directeur général de l'Hospitalisation, désirait connaître mon avis à propos des fonctions et du rôle des urgences dans le plan de restructuration de l'hospitalisation. Malaise. La logique néo-libérale pointait. Se refusant d'admettre la faillite de ces quelques structures expérimentales récentes, on brassait du vent. Une comédie. Je compris alors que les servants du système avaient vite adapté leurs discours aux circonstances post-caniculaires... Sans aucune prudence, conseillers techniques et fonctionnaires nous prenaient à témoin de « l'échec » sanitaire de l'été : « C'est nous qui avons raison, nous disaient-ils, le système ne fonctionne plus en l'état. Vous le constatez vous-mêmes : l'hôpital, ça ne marche plus. Alors, réformons ! »

Privatisons, faisons fonctionner les hôpitaux comme des cliniques ! Dans la quiétude des bureaux comptables, on élaborait déjà une nouvelle réforme... La « maison » oublieuse ronronnait, enivrée par l'aubaine : l'émotion du pays, pensaient les économistes de la santé, permettrait de faire avaliser l'idée qu'un peu de « marchandisation » améliorerait l'efficacité de l'hôpital ! Les mots convenus étaient prononcés avec plus de vigueur qu'auparavant : rentabilité, tarification à l'activité, intéressement, évaluation. Autant de concepts condamnant l'hôpital, fruit de l'histoire sociale du pays.

Ça suffit : l'avenir de notre système de santé nécessite le recours à l'avis du peuple. La santé commune mérite bien le référendum que le président de la République souhaitait lors d'une campagne électorale.

Le 16 décembre 2003, le quotidien *Libération* titrait : « L'hôpital en rébellion. »

Économistes et conseillers techniques de cabinet auront réussi, pour la première fois dans l'histoire hospitalière, à mobiliser contre eux l'ensemble des syndicats de personnels et des médecins. Un mouvement intersyndical sans précédent dans le monde hospitalier, Cgt, Fo, Sud, Cftc, Inph et Amuhf, réclame le retrait *sine die* du projet « Hôpital 2007 ». Une grève nationale aura lieu le 22 janvier 2004. L'hôpital entre en rébellion. Car l'économie de marché est inapplicable à l'hôpital.

Hôpital : assurance en péril

L'urgence : l'art de soigner repose sur cet impératif dès l'instant où le néant risque de l'emporter sur la vie, l'infirmité sur la santé. L'urgence est à la base même de la médecine. Consacrée à l'urgence médicale, la thèse de droit de Julie Moreau revient sur cette éthique formulée par les Grecs de l'Antiquité.

L'exigence de santé publique a toujours été liée à l'expansion des libertés, au progrès des conditions de vie et d'éducation, à l'émergence de ce qu'il faut appeler l'action et la pensée sociales. Elle est depuis l'origine le produit d'une volonté collective. C'est pourquoi l'attention portée à l'évolution de l'hôpital est si vive dans nos sociétés : la santé est fille du pain et de la liberté.

L'urgence et le secours dus aux malades ou aux êtres en péril s'organisèrent dès la naissance des cités. Les démocraties urbaines prirent très tôt en charge les moyens de sauvetage et les soins à apporter aux victimes et aux blessés. Historiquement, les armées furent les premières à imaginer les structures de l'organisation des secours. Le développement des sociétés urbanisées le long des fleuves, les risques d'incendie liés à un habitat en bois nécessitèrent tout logiquement l'invention des premiers corps de sécurité.

Je me souviens des caisses de bois accrochées aux ponts de Paris, aux bas-ports et aux quais, dans les années soixante. Ces sortes de radeaux de survie munis d'une bouée, d'une lampe d'éclairage, d'une fiole d'alcool et même de couvertures permettaient de secourir au plus vite le quidam tombé dans les eaux de la Seine. Dans les temps anciens, les hospices, les charités, les hôtels-Dieu, édifiés au cœur des villes, disposaient d'un service de « porte » : ce lieu d'accueil qui offrait des secours immédiats aux blessés, aux citadins en péril. Bourgeois et gens de peu accouraient à la « porte » de cette sorte de dispensaire. Les personnels de l'urgence sont les héritiers de ce service, un avant-poste ouvert jour et nuit.

Plus de treize millions de citoyens recourent à l'urgence chaque année, et 93 % des Français font encore confiance à l'hôpital, cet espace qui ne sera jamais un lieu de productivité comme les autres. Par essence, il se distingue des autres activités économiques traditionnelles, puisqu'il est au cœur du combat de la vie contre la mort. L'éthique médicale avait su jusque-là mettre l'hôpital à l'abri des logiques financières et concurrentielles. Il doit demeurer le reflet et l'expression d'une civilisation à visage humain. Mais que l'humanisme décline, et les urgentistes hospitaliers sont les premiers à en mesurer les effets : les douloureuses corrélations entre pathologies et misères. Quel que soit l'environnement social ou géographique où s'inscrit la ville, l'urgentiste perçoit sur-le-champ les altérations, les évolutions, les aléas, été comme hiver, et désormais les mutations sanitaires provoquées par la dégradation des conditions de vie de nos contemporains. Des affections ou des blessures à répétition, à une fréquence anormale, révèlent très vite les dérèglements de notre société. Vigie sociale, l'urgence médicale concentre une masse d'informations culturelles, économiques, physiques et, bien sûr, psychologiques.

Nous savons que le pronostic fonctionnel résulte de ces globalités auxquelles le patient est confronté mais l'hôpital, victime d'un système paralysé, risque de perdre ce qui lui restait d'autonomie.

La fracture hospitalière se révéla au mitan des années soixante-dix ; sa vraie dégradation, à l'orée des années quatre-vingt. L'idée même du devoir d'assistance publique s'éroda au profit d'une assignation à la rentabilité. Les gestionnaires n'ont alors que faire d'une médecine fondée sur la clinique, la relation médecin-malade, car ils sont maintenant attachés à l'administration d'une santé technologisée, informatisée, froide, soumise donc aux normes du coût des actes. Ceux-là ont décidé que le médecin hospitalier devait se muer en acteur de la rentabilité économique du système.

Une crise

Le renouvellement des générations étudiantes est en panne, alors que l'hôpital d'aujourd'hui manque de bras, d'internes de médecine. Notre univers hospitalier s'étiole, et ses métiers, soumis à tant de contraintes bureaucratiques, sont désertés.

Je fais souvent référence au manque de réflexions et d'efforts concernant une pathologie reine des urgences : les traumas orthopédiques. On se contente encore de confectionner mécaniquement une botte plâtrée de cinq à dix kilos à un patient qui habite le sixième étage d'un immeuble sans ascenseur. Qu'importe, on fait « comme avant ». Ces pathologies n'intéressent guère les chercheurs et les industriels du secteur. À un point tel que les attelles, ces systèmes légers parfaitement adaptés aux pathologies urbaines, à l'entorse de la cheville notamment, sont fabriquées et commercialisées désormais par les entreprises américaines leaders du marché. Mais qui se préoccupe, chez les décisionnaires, du lien que la recherche nationale et européenne devrait nouer de nouveau avec l'hôpital, ce lieu de perception des mutations pathologiques ?

De telles études permettraient pourtant de prévenir les considérables handicaps provoqués par les accidents sociaux : dépressions et alcoolisme seraient ainsi mieux jugulés. Ces risques négligés sont pourtant à l'origine du gâchis économique qui plombe littéralement le financement de la Sécurité sociale, autre institution en péril.

Il est temps que la prévention devienne la préoccupation majeure d'une médecine moderne. Les exemples abondent : ainsi la baisse des accidents de la circulation démontre que la prévention est bien une source d'économie formidable.

Du global et du singulier

Le succès populaire de la série télévisée *Urgences* est dû, en grande partie, à la vision romantique d'un milieu médical où se noueraient et se dénoueraient d'invraisemblables idylles. Il n'en reste pas moins que les réalités sociales auxquelles sont confrontés les patients de George Clooney dessinent l'environnement précaire d'une population dont ne se soucient guère nos élites administratives et hospitalières. Pis, en France, l'urgence n'est même pas reconnue, c'est-à-dire qu'elle n'est même pas enseignée dans nos universités ! Nous espérons qu'elle le sera sous peu, comme l'a promis l'été dernier le ministre Mattéi. Il serait temps car, aux États-Unis, l'enseignement de l'urgence est entré dans les mœurs depuis plusieurs dizaines d'années…

Chez nous, tout projet d'amélioration du confort des patients de l'urgence, une meilleure faisabilité des soins, indispose le pouvoir administratif. Pour les adeptes de la pensée unique, ces avancées en matière de dignité et d'humanité rendues aux malades risqueraient de provoquer un « appel d'air » surchargeant plus encore notre spécialité ! Alors que les bureaucrates rêvent d'un hôpital rentable, d'établissements « traitant » encore plus de patients, ils maintiennent les urgences dans l'archaïsme ! Comme si la Sncf refusait un beau jour d'accueillir plus de voyageurs dans ses trains... Mais l'hôpital n'est pas le Tgv : notre appareil de santé considère comme une faute, une honte, toute idée d'améliorer les soins de l'urgence qui devraient rester marginaux.

Les responsables de la santé méprisent les services d'urgences, et leurs praticiens sont considérés comme des gêneurs. Souvenons-nous, par exemple, des combats que durent mener les professeurs Lareng et Cara afin de mettre sur pied les Samu et la régulation téléphonique, ces innovations géniales nées dans les années soixante. Non sans cynisme, souvent, le corps médical dans son ensemble ne croit pas à la nécessité de prendre en charge aux urgences quelque treize millions de patients, dont deux millions d'enfants.

À en croire l'établissement médical, nos services seraient débordés de cas sociaux, victimes de cette « bobologie » qui ne relève pas de l'urgence. Ces gens, prétendent les élites responsables, devraient aller traîner ailleurs leur mal de vivre réel ou supposé. Pourtant, cet afflux témoigne bien de la rupture des équilibres sanitaires du pays. Réfugiés sous les lambris des ministères, les experts n'ont rien vu venir, n'ont pas même anticipé le phénomène. Pourtant, la réalité a été plus forte que les rêves technologiques et scientistes des économistes de la santé…

Le fameux rapport du professeur Steg, membre du Conseil économique et social, date de 1988. Pour la première fois, un texte définissait l'urgence, ses fonctions et ses missions impossibles dans le contexte d'alors. Bonne volonté et esprit de sacrifice avaient suffi jusqu'alors. Les anciens de l'accueil d'urgence se souvenaient encore d'une époque folklorique où régnaient religieuses à cornette, infirmiers et aides-soignantes en blouses de couleur qui les distinguaient des camisoles immaculées des internes de médecine. Il n'y avait alors quasiment pas de médecin dévoué à l'urgence, sinon des titulaires qui ne travaillaient que les années bissextiles… Le rapport Steg changea la donne.

La formalisation d'une politique d'urgence moderne était nécessaire.

Qu'on le souhaite ou non en haut lieu, l'urgence est devenue en moins de vingt ans le centre névralgique de l'hôpital. Pour améliorer le système, la Direction de l'hospitalisation et de l'organisation des soins a fourni un travail phénoménal, grâce à la mobilisation des fonctionnaires du ministère, notamment Mmes Myriam Revel et Solenne Barrat. Les Samu, les services d'urgence sortirent alors de leur chrysalide. Depuis, nos urgences sont dotées d'équipes excellentes, dirigées par des médecins « seniors » virtuoses du diagnostic, qui mobilisent des connaissances et des pratiques sans cesse élargies. Des enseignements, des concepts, des gestes nouveaux naîtront de cette innovation juridique et organisationnelle. Mais tant reste à faire...

Au début de 2003 par exemple, j'organisai avec l'accord du doyen de la faculté de médecine de Saint-Antoine, une journée portes ouvertes pour les étudiants du Chu. Aucun urgentiste de Saint-Antoine ne chercha à se soustraire à ce rendez-vous avec la jeunesse, trop conscient de l'absolue nécessité de renouveler les générations dans notre secteur. La cause d'un tel engagement ? L'impéritie des gouvernements successifs. Malgré nous, notre métier est redevenu une vocation, un véritable militantisme.

Ce jour-là, je découvris qu'au terme de quatre années d'études intenses nos étudiants n'avaient aucune idée du fonctionnement, de la structuration et de l'organisation hospitalière ! Pour la première fois en quatre ans, ils rencontraient le directeur d'hôpital que j'avais convié... Et pour la première fois, nos étudiants réalisaient une suture à nos côtés... L'exemple vaut tous les discours. Les futurs docteurs étaient ignorants de la permanence des soins et de la chaîne des corps de métier utiles au fonctionnement de l'hôpital. Ils étaient navrés de leur propre inexpérience, alors que tous manifestaient une belle soif de savoir, un réjouissant besoin de servir les malades. Mais alors, comment expliquer qu'au terme d'un si long cycle d'études ces futurs médecins n'aient pas même assuré une trentaine de gardes ? C'est ainsi. On « forme » des étudiants en les privant de tout apprentissage du soin, comme si la confrontation réelle avec les souffrants n'entrait pas dans leur cursus professionnel ! Leur sélection n'est fondée que sur l'élitisme intellectuel, et non sur le travail au chevet du patient. Ainsi va un apprentissage théorique totalement coupé de la pratique du soin, de la fréquentation du malade. Les Chu forment des jeunes gens à l'exercice d'une médecine de « chef » !

Les urgences, le socle de l'hôpital

Je compare souvent notre condition d'urgentiste à celle des médecins à diplômes étrangers, ces collègues précarisés qui font pourtant « tourner » nos hôpitaux. L'Amuhf, pour les métiers de l'urgence, le Snpac, l'organisation des médecins étrangers, ont d'ailleurs agi de concert en 2000, car nos deux professions se plaignaient des mêmes conditions d'exercice. Il faut savoir que l'urgence, l'accueil hospitalier, les Samu et les Smur emploient un bon nombre de médecins étrangers au statut incertain.

Fait exceptionnel dans l'histoire de l'hôpital, la médecine d'urgence aura construit seule son identité, puisqu'elle n'est pas enseignée par l'université. Nos métiers sont niés par les universitaires, notamment les anesthésistes-réanimateurs. Pour toutes ces raisons, les urgentistes militent pour une refonte complète des études. Nous réclamons la création d'une discipline, d'un contenu pédagogique dispensé par les cycles universitaires.

La crise de l'urgence, sa place et son statut dans l'hôpital sont une défaite. Les pontes de la bureaucratie hospitalière sont les seuls maîtres de la permanence des lits en période de vacances. Selon l'état comptable de « leur » gestion, selon leurs lubies, ils imposent des décisions, prises sans concertation, au risque du pire, comme nous l'avons constaté lors de la canicule de l'été de 2003. Ça n'est plus possible ! La concertation médecine-administration au sein même de l'hôpital est une fiction. Les uns tranchent, les autres se soumettent sans être jamais informés ni susceptibles de juger la validité des restrictions invoquées. Renvoyés à l'absurdité d'un caporalisme de bureau, les urgentistes travaillent donc sur le fil du rasoir. Surchargés de tâches, ils doivent passer des heures au téléphone, se battre comme de beaux diables afin de dénicher des lits pour leurs patients dans les services de leur propre hôpital, dans les établissements publics ou privés départementaux, voire dans la grande région. Les urgentistes sont devenus ainsi de roués négociateurs, occupés sans cessse à convaincre tel ou tel spécialiste d'offrir un lit à leurs patients. Des avocats qui doivent, chaque jour, plaider pour assurer la prise en charge des malades de l'urgence. Combien d'heures perdues en palabres chaque semaine, alors que des arrivants patientent sur les brancards qui encombrent les couloirs, dans l'espoir d'être secourus au plus tôt. J'accuse l'administration, la véritable maîtresse de l'hôpital, d'être coupable du collapsus hospitalier de l'été dernier, bien qu'elle ne soit pas l'unique responsable du verrouillage du système. En effet, il faut savoir que la vie quotidienne de l'hôpital dépend aussi du rythme des opérations programmées par les services de spécialités, chirurgie, orthopédie, gastro-entérologie, etc. Ces « patrons » n'ont que faire de la fluidité de l'hôpital : ils gèrent leurs baronnies, préoccupés seulement de leur agenda. L'hôpital est donc cet espace morcelé, livré aux égoïsmes forcenés de certains praticiens, à leurs réseaux d'influence politiques, religieux ou corporatistes. Les « patrons » de spécialités organisent au mieux de leurs intérêts les rendez-vous de leur clientèle publique comme privée, ils entendent gérer seuls les entrées et les sorties de leurs patients, jouant des lits disponibles comme ils l'entendent, prévoyant même, privilège des privilèges, la date de leurs interventions. Peu leur importe la globalité de la machine hospitalière ! Souvent, les « sorties » de leurs malades sont retardées afin de ne laisser aucune place vacante aux patients de l'urgence. Voici pourquoi notre existence est vécue comme une contrainte, un intolérable désagrément, par les médecins de l'hôpital. Or, contrairement aux autres services, les urgentistes travaillent en temps réel nuit et jour. Pour user d'une métaphore productiviste, ils travaillent en « flux tendu ». Et ils doivent, de surcroît, faire face aux petites tragédies, aux misérables haines de bureaux qui se rejouent à chaque instant dans l'hôpital. Les urgentistes doivent assumer leur mission dans le mépris général d'une communauté qui a oublié ce que confraternité signifie. En fin de journée, quand les lits de l'hôpital sont tous occupés, les urgentistes de nuit se préparent au pire. Or, la fonction de l'urgence, son honneur même, est d'accueillir toujours, d'être accessible toujours !

En permanence, l'urgentiste se doit d'être attentif à l'avancée des connaissances, à l'actualisation des pathologies d'ensemble, il est même le dernier acteur polyvalent de l'hôpital, qualité qui répugne aux acteurs des services de spécialités ultra-sectorisées. À l'accueil d'urgence, tout est envisageable : l'arrivée impromptue d'un patient affecté d'une maladie rare, d'un malade cancéreux nécessitant des chimiothérapies à 2 heures du matin. Cette prise en charge multiple, vitale souvent, ne peut aller sans une solidarité, une dignité et une volonté d'agir qui est le cœur même de l'art de guérir. Ainsi je prétends que l'état piteux des services d'urgences est le reflet du recul démocratique de l'hôpital et de notre société.

Un service d'urgences, c'est avant tout une équipe de professionnels. Pour ce faire, un urgentiste a dû valider une capacité de deux années d'études supplémentaires. Hier étudiants, nos médecins ont dû ensuite travailler dans un Samu, ou dans une équipe de Smur, c'est-à-dire effectuer des centaines d'heures de stages. Ils savent d'expérience gérer les premières heures de prise en charge de l'ensemble des pathologies des adultes et des enfants, des maladies chroniques comme aiguës, assurer le tri des affections se présentant au hasard à la porte d'accueil. Ils savent prendre rapidement les bonnes décisions, se positionner au cas où surviendrait une catastrophe. Les urgentistes furent en première ligne lors des attentats meurtriers dans Paris, mais aussi lors de l'explosion et de la désintégration de l'usine chimique de Toulouse, ou lors de la canicule. Chez nous, dans nos services, il n'y a pas la chirurgie d'un côté, la médecine et la psychiatrie de l'autre, mais une seule et même responsabilité : gérer la priorité des corps souffrants, établir l'ampleur de la gravité, trier les pathologies urgentes, distinguer l'urgence absolue de l'urgence relative, en n'oubliant jamais que les victimes des blessures les moins graves expriment de violentes douleurs ressenties. Commence alors ce que nous appelons la « consultation rapide ». Le patient nous confie qu'il a mal au dos depuis six mois. Il n'en peut plus. Il faudra vérifier qu'il ne souffre ni d'une rupture d'anévrisme, ni d'une complication rénale, ni d'une sciatique hyperalgique ou paralysante, puis le réconforter en l'adressant au plus tôt à son médecin de famille, muni des antalgiques et des anti-douleur qui lui permettront de passer la nuit. Nous trouverons même le temps de lui indiquer que ce mal de dos pourrait être prévenu par des exercices de gymnastique, ou une meilleure literie...

Le risque est le facteur dominant dans nos missions quotidiennes. Ainsi, prenons l'exemple d'une intervention de nos collègues du Smur lors d'un accident de Vespa. Le pilote, grièvement blessé, a été projeté à travers une vitre d'abribus. Dans un scénario idéal, le médecin urgentiste établit un diagnostic et opte pour l'évacuation du blessé vers un bloc opératoire. Dès lors, le travail du médecin régulateur du

Samu commence. Au téléphone, il prévient un service de chirurgie orthopédique que l'état de ce blessé nécessite l'amputation, le malade est donc directement transporté au bloc ou en salle de réanimation. Quand le Samu ou les sapeurs-pompiers nous livrent ce patient d'urgence grave, nous devons être prêts à l'accueillir en priorité, interrompant parfois pour un long moment d'autres interventions moins vitales. Voilà le schéma d'une chaîne d'urgences efficace, rodée. Mais, manquant cruellement de médecins urgentistes, nous ne bénéficions que bien rarement de cette planification parfaite. Reste qu'il faut agir malgré tout, en espoir de cause, avec l'énergie nécessaire.

Sur Paris, les urgentistes se connaissent tous. Bien souvent, nous communiquons jour et nuit par téléphone avec le médecin régulateur. J'aime ces discussions brèves avec Pierre Carli, Daniel Janière ou Patrick Saiwal : « Comment ça va, toi ? » ; « Paris est agité » ; ou bien « Paris est bien calme, cette nuit ». Nous sommes heureux de travailler ensemble au nom des mêmes convictions.

Les médecins du sommet

Le métier est non seulement difficile, mais le nombre des patients est en constante augmentation : neuf millions de Français se présentaient aux urgences en 1988, ils étaient treize millions et demi en 2002. Des chiffres qui donnent le frisson, non seulement à cause de l'ampleur de notre tâche, mais surtout si l'on s'interroge sur la rupture des fonctions sanitaires du pays. Ces chiffres démasquent la désintégration de notre système de soins. Paradoxe : la France n'a jamais disposé d'autant de professionnels de santé, plus de deux cent mille médecins. Qui peut prétendre que nous manquons de toubibs ? Mais alors, pourquoi sont-ils si peu nombreux à assurer leur mission essentielle ? Mais où sont donc les médecins ? Beaucoup ont trahi la profession, mais, surtout, les médecins sont inégalement répartis sur le territoire national, installés massivement au sud de la Loire… La faute à qui ? Aux syndicats corporatistes de la médecine libérale, qui se sont toujours refusé à mettre en place une carte d'implantation sanitaire sur notre pays, au prétexte qu'il s'agirait d'une atteinte à la liberté d'installation, à ce fameux « libéralisme » ! Pourtant, le principe est bien accepté chez les notaires et les pharmaciens, alors ouvrons le débat. Autre paradoxe : c'est la collectivité solidaire, c'est-à-dire la contribution fiscale des citoyens, qui permet aux futurs médecins d'effectuer de longues études dans les Chu. Un système universitaire lourd, parmi les plus coûteuses des formations dispensées par la République, cette bonne fille ! Des études trop longues, qu'il conviendrait de réduire au profit de l'apprentissage des actes cliniques. En outre, la Sécurité sociale, autre structure essentielle de notre démocratie, finance la quasi-totalité des actes des pharmaciens et des médecins. Que dire alors de cette obsédante défense du « libéralisme » ?

Les questions sociales ne préoccupent guère les grands médecins hospitaliers. L'engagement syndical leur semble même peu honorable. Dans son ensemble, le corps médical a sécrété une véritable armée de notables qui se moquent bien des contingences sanitaires fondant la démocratie sociale. Il reste que les professionnels de santé forment le groupe socioprofessionnel le plus influent sur les bancs de l'Assemblée nationale. Une charge parlementaire, député ou sénateur, couronne une belle carrière, n'est-ce pas. De même, le destin d'un professeur de santé publique est de devenir directeur général de la Santé...

L'urgence est donc la dernière roue du carrosse médical.

Comment s'étonner alors que la reconnaissance de la spécialité de la médecine d'urgence ait été établie, pour la première fois en 1988, non par l'université médicale, mais par le rapport d'un membre du Conseil économique et social ? Ce qui signifie que la construction juridique de notre spécialité doit tout à une assemblée représentative du peuple, validée par l'État, et non à la dynamique interne de l'appareil de santé. Bel échec !

Voilà quinze ans, au temps de mes études, l'université ne nous enseignait pas même les recours curatifs en cas d'arrêt cardio-respiratoire. Ces techniques spécifiques de l'urgence étaient alors considérées comme un aspect marginal de la formation du jeune médecin, ni plus ni moins que du secourisme. L'enseignement de l'urgence était confié à des professeurs d'anesthésie-réanimation qui connaissaient peu la globalité des urgences.

Afin de mettre en œuvre les mesures nécessaires découlant des propositions du rapport Steg, un milliard de francs fut débloqué par l'État entre

1990 et 1995. Hélas, le pouvoir du gouvernement s'arrête aux portes capitonnées du ministère de la Santé, ce labyrinthe semé de chausse-trappes et de coulisses obscures, où règnent, depuis des décennies, puissants conseillers, caciques et barons cooptés. Une cour bien organisée se tenant à l'écart des affrontements droite-gauche, car ces gens n'ont pas de convictions. Ces hommes des chiffres « dirigent » l'hôpital à leur discrétion. Trois ans plus tard, en 1998, les urgentistes lancèrent un mouvement de contestation afin de savoir comment les crédits d'État avaient été répartis dans les hôpitaux. Mobilisée par le ministre Bernard Kouchner, la Direction de l'hospitalisation et de l'organisation des soins lança une étude afin de comprendre l'utilisation des capitaux concédés en faveur de l'urgence. Des experts compétents se livrèrent à une enquête. On ne retrouva trace que d'un tiers du milliard alloué à nos services. Le reste avait été saupoudré sur les hôpitaux selon le bon vouloir des administrateurs.

À ce propos, l'ancien ministre Kouchner raconte souvent une anecdote révélatrice. Le ministre est bien placé pour savoir ce dont les bureaucrates sont capables quand ils sont prévenus de la visite dans leurs services d'un haut responsable, aussi ce jour-là rendit-il visite à un hôpital de banlieue, inopinément, comme à son habitude. Découvrant l'effroyable situation de ce service d'accueil d'urgences, le chaos, Bernard Kouchner réagit sur-le-champ. Il décida de créer d'autorité deux postes de médecin dans ce service. Si les crédits destinés à l'ouverture de ces postes arrivèrent bien à destination, l'administration de l'établissement ne les créa jamais. Un peu plus tard, le ministre découvrit que les fonds avaient été affectés à l'équipement des cuisines de l'hôpital ! Pour moi, cette histoire illustre cruellement l'irresponsabilité des élites sanitaires.

L'armée bureaucratique

Les budgets hospitaliers sont établis et gérés par les Agences régionales de l'hospitalisation, devenues, depuis 1996, des sortes de préfectures de la santé. Depuis huit ans, les réformes n'auront servi qu'à renforcer ces forteresses financières. En effet, ces structures s'auto-administrent selon des coutumes, des règlements et des mœurs qui échappent à tout regard ministériel et, bien entendu, à l'autorité des élus locaux et régionaux. Certaines Agences de l'hospitalisation participent même au démantèlement des services hospitaliers, ou décident purement et simplement de la fermeture d'établissements locaux. Ainsi, un ancien directeur d'Agence régionale, M. Coudreau, fort contesté pour son gouvernement déplorable des hôpitaux d'Île-de-France, est désormais l'un des animateurs de l'Institut Montaigne, de Claude Bébéar. Un cercle lobbyiste, dont les « experts », liés au secteur des assurances privées, inspirent la politique de santé du gouvernement Raffarin. C'est ainsi qu'un agent de l'État, chargé, il y a peu, de la carte hospitalière du plus grand plateau médical du monde, la Région parisienne, dispense ses conseils au patron d'une multinationale géante, candidate au démantèlement des hôpitaux. Comment s'étonner alors de la mise en pièces de notre appareil de santé ? La canicule aura démontré tragiquement les responsabilités d'un système en charpie. D'un hôpital condamné par ses propres élites. Mais qu'un grand technocrate tombe malade, que l'état de santé d'un de ses proches le nécessite, et les téléphones, les réseaux se mettent aussitôt en branle pour trouver un lit d'hospitalisation dans le « meilleur » service de spécialité de Paris.

Malgré des restrictions budgétaires déraisonnables, nos hôpitaux survivent grâce aux résistances et au militantisme des personnels. Mais, tandis que l'organisation des soins défaille, que de plus en plus de médecins écrasés par la pénurie de personnel sont mis en examen judiciaire, l'inconséquence bureaucratique, elle, n'est jamais analysée, ni décryptée par aucune commission. La perversion du système est devenue telle que les structures s'absolvent elles-mêmes de leurs manquements.

Restrictions budgétaires, pénurie de personnels et de matériel concourent à l'insécurité des patients, à l'érosion et à la non-asepsie des services. Faudra-t-il une nouvelle nuit du 4 août pour que les gouvernants entendent le peuple ?

Voici trente ans, aux temps héroïques, les urgentistes organisaient la gestion des services avec les directeurs d'hôpitaux, qui n'hésitaient pas, alors, à s'aventurer aux urgences. Les années passant, les médecins durent se déplacer eux-mêmes et quémander des rendez-vous aux secrétariats de ces messieurs et dames. Aujourd'hui, nous n'avons plus affaire qu'aux directeurs de cabinet, aux directeurs des directeurs. Dans les années soixante-dix, un directeur et quatre adjoints administratifs veillaient à la bonne marche de notre hôpital ; en 2004, à Saint-Antoine, pourtant délesté de centaines de lits, la même administration occupe plusieurs centaines de fonctionnaires. L'hôpital est-il mieux gouverné ? Non.

Les « chiffrocrates » ont construit un système sans aspérité échappant à tout contrôle et se dérobant à toute communication. Parallèlement, ils n'ont de cesse d'attribuer la responsabilité du marasme à leurs interlocuteurs habituels. Ainsi les députés, sénateurs, présidents de collectivités territoriales et maires, gestionnaires administratifs des établissements de santé, sont accusés de clientélisme par les bureaucrates. Les élus, ces nigauds, n'entendraient rien à des complexités relevant seulement du ministère. Au cas par cas, les élus de la nation laissent faire, ou bien négocient pour sauver l'hôpital de leur fief. Soigner est la vocation première de notre système de santé. Elle devrait céder à l'impératif économique. Le projet chiraquien, « Hôpital 2007 », répond à cette logique financière exclusive : l'hôpital est une entreprise. La langue, le vocabulaire du monde hospitalier évoluent déjà dans ce sens : les patients deviennent des clients ; la confraternité, le management ; la qualité des soins, la productivité. « Hôpital 2007 » est le projet cohérent de la privatisation capitaliste de la santé, considérée comme une marchandise. La mobilisation collective des métiers de santé, à l'hôpital comme en médecine de ville, s'opposera à cette marchandisation. C'est le seul moyen de défendre l'égalité d'accès aux soins. Nous permettrons ainsi aux devises de la République, Liberté, Egalité, Fraternité, de ne pas devenir Fiscalité, Rentabilité, Précarité.

Qu'importe après tout, l'urgence continue d'accueillir ses millions de patients…

L'urgence jour et nuit

Lors de la nuit de la Saint-Sylvestre 2001, je suis parti en « maraude » dans Paris, en compagnie de Grazziella, de Médecins du monde. Qui ne fait pas d'enquête n'a pas droit à la parole : j'aime bien l'ancien précepte maoïste. Il faut voir pour savoir.

Depuis vingt ans, des milliers de nos concitoyens démunis errent dans les villes, refusant, la plupart du temps, les abris, les hébergements charitables et associatifs, ghettos indignes, répugnants. Hommes et femmes sans logis se réfugient dans les recoins, sous les escaliers des trémies du périphérique, dans ces interstices urbains devenus terrains d'étude sociologique, ou même source d'inspirations littéraires. Dans la nuit glaciale, les « plus rien » se regroupent, se protègent les uns les autres. Ils ont froid, mais ils ne sont plus battus, ni dépouillés. On le sait peu, mais de véritables caïdat règnent sur le peuple de la misère. Quand ils sont à bout, ils arrivent aux urgences, et nous leur offrons un peu de réconfort, un repas chaud, du respect. L'hôpital remplit la fonction délaissée par les collectivités publiques. Ainsi, un espace aménagé permet de les accueillir dans l'hôpital. Mais durant l'hiver de 2002, le havre de Saint-Antoine tomba sous la coupe d'un groupe de Roumains qui exigeaient le versement d'une dîme à qui voulait se réfugier dans cette cour des miracles. Comment lutter, comment secourir sans exclure de l'hôpital les exclus ?

L'espérance de vie des miséreux des villes, les statistiques britanniques le démontrent, passe sous la barre des quarante ans. Ainsi, selon le Samu social de Paris, deux tiers des « sans-toit » sont atteints de pathologies psychiatriques non traitées, et tous, sans exception, sont victimes de syndromes dépressifs. Quelle autorité politique décidera-t-elle un jour d'offrir des soins d'hygiène mentale à ces démunis ? Hélas, nous manquons de psychiatres dans nos hôpitaux, alors que notre pays est le mieux doté d'Europe dans cette spécialité. Ceux-là pratiquent l'exercice libéral en cabinet de ville, où les contraintes ne sont pas les mêmes.

La « réforme » de l'Aide médicale d'État, l'Ame, politiquement assumée par le ministre de la Santé – les décrets sont publiés – est contraire à tous les principes déontologiques des médecins ; contraire aux droits de l'homme et du citoyen. Elle interdit l'accès aux soins gratuits à cent quatre-vingt mille personnes étrangères. Au XXIe siècle, la souffrance des « moins que rien » ne concerne plus ce gouvernement. Mais les médecins d'urgence ne renonceront pas : ils accueilleront les miséreux coûte que coûte.

Les plus jeunes d'entre eux nous demandent de les aider à « décrocher » de l'alcool, leur seul compagnon d'habitude. Mais qu'en faire ? Les diriger vers des services adaptés ? Ils manquent.

En 1990, j'étais stagiaire à l'hôpital Boucicault. Je me souviens du secrétariat de l'accueil interpellant rudement les arrivants : « Vous êtes inscrit à la Sécurité sociale ? » Dans la négative, le souffrant était refoulé. Simone Veil, un grand ministre de la Santé, avait fait diffuser en son temps une note aux directeurs des hôpitaux, leur rappelant que l'urgence hospitalière était ouverte à tous. Quel changement d'époque ! Le gouvernement Raffarin, lui, légifère désormais sur l'exclusion des plus fragiles.

Je me souviens de la stupéfaction de l'opinion publique découvrant l'irrémédiable pauvreté, lors de l'hiver 1974-1975. Je me souviens de ces gens dignes, pas trop mal vêtus encore, désemparés par leur première nuit dehors. Plus tard, avec l'arrivée au pouvoir du gouvernement Jospin, grâce à quelques lois et à l'embellie sociale, nous avions constaté une amélioration de la situation aux urgences : la Couverture médicale universelle, la Cmu, une loi humaine, était passée par là. Le Samu social venait d'être créé, mais ses acteurs, gens de bonne volonté, n'en faisaient pas moins de la communication d'abord, adressant un seul message aux sans-logis : si ça ne va pas, rendez-vous aux services d'urgences. Nous fûmes submergés, confrontés aux premières bagarres générales. La folie. Des aides-soignants prirent l'habitude de se chausser de rangers. Il fallait « gérer » les malades incontrôlables et protéger les autres. La mise en pièce du système de santé garanti aux plus pauvres signifie qu'ils nous reviendront bientôt en masse.

L'Amuhf, syndicat des urgentistes, en relation avec Aides, la Cimade, l'Intersyndicale des hospitaliers, a décidé de rejoindre l'initiative de Médecins sans frontières et de Médecins du monde afin d'alerter l'opinion sur la catastrophe sanitaire sans précédent qui guette. Qu'on en juge : cent quatre-vingt mille personnes parmi les plus fragiles, les « sans couverture sociale », les « clandestins », bénéficient jusqu'à présent de l'Aide médicale d'urgence. Sous conditions de ressources – c'est-à-dire moins de 562 euros par mois –, les précaires obtiennent l'accès à des soins gratuits. Ce qui signifie qu'un bronchiteux, un tuberculeux, ou bien un cancéreux est soigné au nom du peuple français. Pour 2004, le budget de Bercy réclame la suppression de l'accès immédiat à l'Ame, c'est-à-dire la fin de la gratuité des soins pour les pauvres parmi les pauvres. Un scénario kafkaïen est proposé à ces déshérités : s'ils veulent bénéficier de la nouvelle loi, ceux-là, analphabètes pour la plupart, devront présenter des documents impossibles à produire du fait de leur précarité. Comment, privés de titres de séjour, donc sans permis de travail, pourraient-ils produire bail, certificat d'hébergement, fiches de salaires, comme le projet Raffarin le prévoit ?

Le ministre Mattéi, membre de l'équipe Raffarin, est associé de fait à cette réforme scélérate de l'Ame privant les plus faibles de l'accès aux soins. C'est pourquoi il est poursuivi devant le Conseil de l'ordre des médecins par deux confrères du Bas-Rhin et du Tarn, Georges Yoram Federman et Jean Doubovetzky.

Et si, envers et contre tous, nous continuons à prodiguer les soins urgents aux déshérités, qu'en sera-t-il des malades aux pathologies lourdes ? Rejetés à la rue après quelques heures, comment pourront-ils bénéficier de traitements adaptés, alors qu'ils ne disposent d'aucune aide ? Au nom de quelle morale peut-on justifier une telle inhumanité ?

« Est-il raisonnable de traiter, un jour, un patient à l'hôpital et de lui refuser la suite des soins le lendemain ? Quel médecin peut-il concevoir de découper la vie et le corps des malades en tranches distinctes, certains relevant de la gratuité des soins, les autres non ? » Ainsi se conclut la déclaration commune que nous avons publiée dans *Le Monde* le 18 décembre 2003.

Nous, médecins, déplorons les conséquences sanitaires, individuelles comme collectives, engendrées par le chômage et son corollaire, une misère affolante. S'il n'est pas tolérable que 17 % des Français survivent avec des revenus mensuels inférieurs à 700 euros, il est plus inadmissible encore de les voir privés d'une couverture sociale gratuite et totale.

Les libéraux vont-ils s'engager sur le chemin du système de soins américains : quarante-trois millions d'individus sont exclus du système de santé ?

Voilà les questions et les missions auxquelles sont confrontés quotidiennement les urgentistes.

J'étais étudiant à Saint-Antoine en 1982. La gauche au pouvoir nous promettait une société plus douce que celle de nos aînés. L'enseignement en Chu me ramena à plus de réserve... Nous étions une bonne centaine à travailler d'arrache-pied dans des amphis qui n'avaient pas été rénovés depuis la guerre. La sélection commençait, et nous redoutions la guillotine du *numerus clausus*, la lutte pour la vie. Je fus retoqué en fin de première année. Mais c'est là que j'ai eu les meilleurs profs. Parmi ceux-là, Alain Devaquet. En sortant de son cours, nous avions l'impression d'avoir inventé la chimie. Un grand enseignant, pétri d'humanisme, courtois, respectueux des étudiants. Quelques années plus tard, quand les manifestants anti-Devaquet déferleraient dans les rues de Paris, j'aurais de la peine pour lui et, dès lors, je me méfierais des foules unanimes. Cet homme se voyait obligé de faire accepter une réforme de l'université à laquelle il n'adhérait pas lui-même. Mais, pour l'heure, je découvrais la médecine et des pédagogues hors pair capables de captiver des jeunes gens de vingt ans pour les sujets les plus singuliers. L'anophèle ! Je me souviens de ce professeur qui nous embarqua dans sa lubie, l'étude de l'anophèle, ce moustique dont la piqûre propage les fièvres paludéennes. Nous ne parlions que de l'anophèle dans le métro, dans les bistrots, plutôt que des sublimes Sophie Marceau et Kim Basinger.

Je rencontrais mes premiers malades, j'assistais à mes premières opérations. Je plongeais dans l'intérieur du corps vivant, les organes, les matières, les couleurs, et, comme tant d'autres avant moi, je tomberais quelquefois dans les pommes.

Je resterai fidèle au professeur Carlioz, chirurgien-orthopédiste, responsable du service des grands brûlés et des urgences de l'hôpital Trousseau. Retraité, celui-ci est venu nous donner un coup de main dans la fournaise des urgences, l'été de la canicule. Étudiant, j'avais compris d'instinct que je n'oublierais pas cet homme pétri d'humanisme, et Carlioz, le premier, me ferait découvrir les urgences.

Nous sommes en 1987. J'effectue un stage chez le professeur Beaudussan, responsable aujourd'hui du service d'endocrinologie de l'hôpital Béguin. Ce puits de science allait me révéler combien la hiérarchie hospitalière opprime la fonction médicale, me laissant entrevoir l'alliance des chefs de service – nommés à vie – et des bureaucrates de la haute administration.

Dès cette époque, je fus gagné par la fièvre de l'urgence et l'envie de fuir les internes de chirurgie, ces pauvres gens qui affichent un détachement d'adolescent irresponsable. Pour financer mes études, je montai un orchestre avec des copains. Nous nous produisions dans des bals d'étudiants pour prendre quelques cachets à ces futurs chirurgiens qui se complaisent trop souvent dans un vocabulaire ordurier, une sexualité pitoyable, un machisme de comique troupier. Malheureusement, leur réputation n'est pas usurpée, et les ethnologues auraient là un fameux champ d'investigation, car la salle de garde est un théâtre d'exception où les chefs de service, les internes, les médecins et les étudiants stagiaires communient dans le rite d'une enfance prolongée. Quand il sera question d'un projet législatif réprimant le bizutage et son cortège d'humiliations, je rédigerai une lettre à l'intention du ministre de la Santé. Restée sans réponse. Les calembredaines des tristes sires des salles de garde continuent d'infliger aux plus jeunes cet apprentissage de la soumission.

Un jour, en 1986, je suis seul aux urgences, quand j'accueille une petite fille grièvement blessée, la moitié du visage emportée par la mâchoire d'un chien. Je découvre alors des infirmières prévenantes, apaisantes, qui me changeaient du tout au tout de l'atmosphère électrique des salles de garde. Mais je découvre dans le même temps que nous ne disposons d'aucun traitement antidouleur à l'époque. Un seul médecin de l'hôpital Trousseau, Patrick Hannequin, se préoccupera de la douleur, ce mal terrible que le corps médical a toujours négligé. La souffrance était admise comme le « doux mal » de la parturiente, d'après le précepte biblique : « Tu enfanteras dans la douleur. » Le lendemain de mon intervention sur cette morsure, je m'adresse au « patron ». Est-il admissible que moi, étudiant, j'assure sans soutien l'accueil des urgences ? Carlioz me réplique en substance : « Je sais, l'urgence devrait être au cœur des priorités de l'hôpital. Nous vivons un scandale. Mais je ne dispose pas du personnel suffisant, j'utilise donc mes étudiants. Vous serez seul, jour et nuit, et quand vous n'en pourrez plus, faites-le-moi savoir. Quant à l'enfant mordu, que voulez-vous que j'y fasse ? La France se moque des morsures canines, notre société “consomme” des millions de tonnes de Canigou chaque année, tandis que des mômes souffrent de carences alimentaires. Je ne comprends plus ma société. » Durant ces années de formation, je découvre aussi le monde dans lequel il faudra vivre.

Les mandarins et leurs ouailles

Mon apprentissage me permettra de mesurer l'ennui à l'hôpital. Un comble. Ainsi les mandarins humiliant leurs ouailles en les accablant de tâches de gratte-papier au service de leur secrétariat. Ah ça ! Il fallait que le dossier 14 soit parfaitement margé, calligraphié, rangé dans sa chemise suspendue, à la place idoine. Mais, pour l'étudiant, pas de contact avec le malade, ce pestiféré, sinon lors des visites pontificales, les blouses suivant respectueusement le patron qui « visite ses lits ». Aucune passion n'est admise dans ces lieux. Et je me souviens de la sourde inquiétude qui me minait alors quotidiennement. Je me souviens des haines minuscules et rancies, des crimes de préséance et de susceptibilité. S'asseoir autour d'une table pour évacuer les scories, purger les querelles avec franchise était impossible. Comme si l'existence n'avait rien appris à ces pitres de salle de garde devenus « patrons ». Le système mandarinal ne vise que sa perpétuation. Il brise les enthousiasmes, reproduit des clones, non des disciples. Professeurs à leur tour, les jeunes se dévoueront sans compter pour qui les aura cooptés.

En amphi, j'avoue que je me destine à la médecine d'urgence. Visiblement, j'ai tiré la mauvaise carte… Mais je persiste et signe. Je ne suis pas le seul, heureusement. À cette époque, j'ai une amie stagiaire qui se destine à la médecine générale, future docteur de campagne, médecin de quartier. Pas plus que l'urgence, la médecine de ville n'est enseignée à l'université. La honte s'abat aussi sur elle. Elle a beau afficher une maîtrise parfaite de l'anglais, quand le « patron » distribue les articles de bibliographie en amphi, il réserve les notices rédigées en anglais à « ses » internes de spécialité, même si la plupart d'entre eux sont incapables de les lire. Ma collègue, future généraliste, se contente des références françaises. Une permanente politique du mépris, en ces années quatre-vingts.

Aurais-je dû suivre l'internat et m'interdire alors la médecine d'urgence ? Car telles sont les alternatives désolantes imposées par notre appareil d'enseignement, féodal, cloisonné. Par un heureux hasard, j'obtiens alors un stage de six mois au service anesthésie-réanimation. J'y rencontre le docteur Patrick Brard, responsable de l'Unité mobile d'urgence et de réanimation de Saint-Antoine. J'accumule les expériences, les gardes au Smur, j'observe le traitement des multiples pathologies. J'ai la confirmation de mon intention : là est ma place. Quatre ans durant, je continue les gardes avec Patrick Brard. Je participe à toutes les missions de l'urgence. À l'accueil hospitalier d'abord, avec son service à demeure ; puis au Samu, construit en étoile autour de la régulation téléphonique ; enfin au Service mobile d'urgence et de réanimation, le Smur. Nous étions alors régulièrement confrontés à ce que l'on appelait la mort subite du nourrisson. Ce sont les équipes d'urgence qui seront à l'origine de la prise en charge médicale de cette pathologie. Sur le terrain, elles doivent analyser au plus vite la situation vitale du cas, tenir compte de la psychologie d'une famille frappée par un tel malheur. Je me revois dans notre camion rouge, au bas de l'immeuble de la petite victime, avec le renfort des véhicules des pompiers et des pédiatres d'urgence. Les meilleurs praticiens sont là, au chevet de l'enfant. Mais nous ne pouvons rien… Le bébé n'est plus.

Coup sur coup, je serai impuissant devant deux morts subites de nourrisson. On ne sort pas indemne de tels échecs.

Quelque temps plus tard, Gérard Chéron, érudit fameux, responsable des urgences de l'hôpital Necker, travaille sur cette pathologie. C'est lui qui recommande de coucher les enfants sur le dos, dans une atmosphère sereine, à 19°, sans couette ni jouet dans leur berceau.

J'éprouve une grande reconnaissance pour des médecins à diplômes étrangers, tels Yasid Lassad, remarquable anesthésiste-réanimateur qui m'apprendra à intuber correctement les malades en situation difficile. C'est un médecin exemplaire, au parcours atypique. Il aura consenti tous les sacrifices afin d'exercer son art, et c'est le devoir de notre pays que de reconnaître de tels médecins. Pourtant, il n'en faut pas moins redouter les nouvelles formes d'exploitation dont pourraient être victimes les pays du Sud, privés des compétences de leurs praticiens. En cette époque de globalisation, les nations industrielles accueillent des ingénieurs informaticiens d'Inde, du Pakistan, des physiciens ou des mathématiciens vietnamiens ou chinois. Sans les médecins africains, syriens, maghrébins et latino-américains, les services hospitaliers français seraient en panne, mais comment admettre le déficit médical dans les pays du Sud, l'hémorragie de leurs médecins ? L'administration française élude ces questions. Alors, nous, hospitaliers, devons favoriser l'intégration, mais en inventant avec eux une solidarité médicale intercontinentale, en suscitant des formes de coopération nouvelles, « sans frontières ».

Étudiant en médecine

À la fin de mes études, le service militaire m'attend. J'apprends à me servir d'un fusil mitrailleur, et je suis terrifié d'être jugé bon tireur. Les pompiers de Paris me forment avec la générosité qui les caractérise, puis, au Centre de sélection de Vincennes, je découvre le travail social exceptionnel des médecins militaires. Dans les années quatre-vingt, ce sont eux qui détecteront l'inconcevable pourcentage d'analphabètes parmi les jeunes recrues, qui décèleront l'obésité et les problèmes de surdité des laissés-pour-compte de l'école en crise et du chômage. La médecine militaire fournissait alors des résultats de santé publique passionnants. La hiérarchie de l'armée est ce qu'elle est, mais elle ne répugnait pas à prendre des initiatives relevant de l'action sociale. La décision chiraquienne de supprimer le service militaire d'un trait de plume, sans débat, sera une mauvaise décision : en y substituant une période de service civil, la nation aurait maintenu le devoir d'attention qu'elle doit aux plus jeunes des citoyens. J'ai travaillé avec les médecins qui recevaient les appelés issus des quartiers populaires de Marseille et de Toulon. Je l'avoue : je n'ai jamais mis en doute les vertus d'une armée qui enseignait la lecture et l'écriture aux enfants démunis, étranges fantômes de l'espace social. Qu'advient-il d'eux maintenant ?

Lors de la canicule, je découvrirai le vide laissé par la désintégration de l'appareil de santé des Armées. La médecine militaire survit grâce aux contingents de médecins recrutés, mais elle n'en forme quasiment plus. Il ne reste que neuf hôpitaux militaires en France, et lors de la catastrophe de l'été, l'hôpital parisien du Val-de-Grâce ne disposait que de cinq lits, alors que nous en réclamions mille !

Mon service national achevé, je travaille à l'hôpital Boucicaut. Un stage de médecine interne dans un établissement au-dessous de la ligne de flottaison… Puis, c'est l'hôpital Tenon. Je connais ses sous-sols carrelés par cœur pour les avoir lavés à la serpillière, contribuant ainsi au financement de mes études. J'y croise les premiers malades du sida. Comme toute ma génération, je suis submergé par le doute, désemparé par ce mal nouveau ; les incertitudes des chercheurs, les tâtonnements des premières thérapies, je les vivrai en aval, comme tous les médecins d'urgence, et je commencerai à prendre la mesure du rôle délétère de l'industrie pharmaceutique aux aguets, embusquée.

Une nuit, dans un hôpital parisien, en l'absence du responsable de l'urgence – un professeur qui avait délégué ses responsabilités –, je dois décider seul. Un homme se présente, une plaie impressionnante au cou. Je finis par comprendre qu'il est la victime d'une sorte de rituel antillais qui se joue sous la surface de Paris, dans les galeries du métro : des combats au coupe-coupe… L'interne de chirurgie et moi sommes face à la victime, droite sur ses jambes, les flancs et la poitrine ensanglantés, couturés de cicatrices, souvenirs d'anciens combats à la machette, probablement. Ivre de rhum, l'homme balaie d'un revers de main le plateau technique ;

l'infirmier tente de le calmer en créole : « Y'en a marre de vous et de vos duels. Allez ailleurs, quittez notre arrondissement. » Le blessé enragé démolit le local. Grosse trouille. Mais on m'a prévenu : en cas de problème, je dois appuyer sur un bouton rouge, un signal d'alarme. Ce que je fais. Je lutte au corps à corps avec l'homme pour le maîtriser, quand, de l'autre côté de la baie, j'aperçois avec soulagement un clignotement bleuté dans l'obscurité, dehors. Vingt flics du commissariat du XVe déboulent. Lors des prises d'exercice dans les hôpitaux, je n'oublierai jamais de repérer le système d'alerte...

Au prétexte que je suis médecin en formation, j'effectue un grand nombre de gardes non rétribuées. Là encore, je n'oublierai jamais ces cloaques, les cafards sur les draps, les éviers brisés, les ampoules grillées, les effluves d'urine des salles de garde. Et les « patrons » qui se plaignaient sans cesse de ne pas trouver des étudiants et des internes volontaires ! Six mois éprouvants, mais sans doute les plus formateurs de ma vie. Je n'oublierai pas ce jeune homme âgé de vingt-trois ans : symptomatologie de colique néphrétique. Hospitalisation. Le lendemain, le médecin du service diagnostique une adénopathie. Mais le patient désire regagner son domicile. Il se présente aux urgences de nouveau, un peu plus tard, se plaignant cette fois d'une douleur de hanche. Il est ausculté par le chef de clinique, qui prescrit aussitôt une échographie doppler : thrombophlébite des membres inférieurs. Deux jours plus tard, le patient décède d'une embolie pulmonaire. Combien je douterai alors !

Durant ce semestre, j'ai chaque jour un petit mot amical pour nos malades cancéreux, et l'un d'eux, tout particulièrement. Il mourra deux jours avant la fin de mon stage…

J'ai failli tout planter là, mais le docteur Joëlle Brochen, responsable des urgences m'en dissuada. Comment ne pas écouter celle qui fut l'un des fondateurs de l'urgence à Paris ? Comment ne pas aimer ces médecins courageux, méprisés, humiliés par les hiérarques et les cheffaillons de l'Assistance publique des hôpitaux de Paris ? Ceux-là mêmes qui dénient aujourd'hui encore à nos services leur raison d'être. Professeurs d'université uniquement préoccupés par leur parcours sans anicroche, qui récusent toute évolution des soins et les droits du malade à un minimum de confort, ces mandarins sceptiques qui se voileront la face quand le sida apparaîtra, au début des années quatre-vingt. Ceux-là mêmes qui règnent encore sur notre enseignement médical...

C'est alors que la responsable du service social de l'hôpital, Annie Héricord, une personne de qualité, me conseille de rencontrer son mari, Philippe, aux urgences de Saint-Antoine. Ce fut la rencontre décisive ! Je le revois, assisté de six internes, dont deux jeunes femmes enceintes. Nous sommes faibles, mais nous nous battons comme des lions pour faire tourner le service. Philippe Héricord est un médecin convaincu des valeurs de la médecine humaniste. C'est un homme de dévouement, qui remet sans cesse en cause les savoirs. Ce n'est pas un hasard si celui-ci exerce son art à Saint-Antoine, un hôpital phénomène... Il est le berceau de fameux syndicalistes. Je pense à Nicole, qui assuma la coordination des infirmières en lutte sous un ministère de gauche ; à Gilbert Zaturie, qui conduisit les manifestations des internes contre le plan Juppé. Mon hôpital a la chance de posséder en son sein des personnalités telles que Jacques Lebas, qui construisit les premières consultations « précarité » ; Véronique Vasseur, qui dénonça la misère des prisonniers du système de santé pénitentiaire ; le professeur Parc, qui anime un service de chirurgie générale et digestive exceptionnel, ou encore le professeur Jean Bardet, député, qui maintient l'idée d'un hôpital public dans le sens gaulliste du terme ; le professeur Ferreri et le docteur Nuss ont créé, pour l'un, la psychiatrie de catastrophes et les réponses aux chocs post-traumatiques, pour le second, les équipes de coordination infirmiers-médecins qui prirent en charge les usagers des drogues. C'est à partir de Saint-Antoine que ces structures expérimentales se généralisèrent dans notre pays.

Ma vie professionnelle est marquée par de belles amitiés en cette année 1993. Ainsi Éric Snoey, urgentiste américain. Ce Californien est aujourd'hui le responsable des urgences à l'hôpital d'Oakland. Je lie connaissance avec lui alors qu'il effectue un stage parisien. L'Assistance publique, cette grande dame, lui paie six vacations par semaine en guise de salaire, soit 1 000 francs. Chaque jour, il est sur le pont, jusqu'à point d'heure. Il aime Paris et est captivé par l'histoire singulière de nos hôpitaux, mais ses émoluments « à la française » ne lui permettent guère de folies. Il calcule ainsi qu'en effectuant cinq gardes mensuelles dans son pays il gagne à peu près dix fois ce qu'on lui concède pour un mois de travail à plein temps en France. Pragmatique, il a l'idée de distribuer un questionnaire aux équipes des urgences de Saint-Antoine. Il analyse les résultats et s'emploie à démontrer comment l'hôpital devrait être organisé autour du pivot de l'urgence. Selon lui, chaque établissement devrait se doter de sa propre structure en systématisant les enquêtes empiriques. Il moque notre sens de la hiérarchie, hérité des charges des arracheurs de dents de la cour du Roi-Soleil. « Portez des tee-shirts… C'est cool ! Les mouvements du corps sont plus libres pour travailler. Vos patients déjà inquiets auront moins l'impression d'être soignés par des médecins légistes. Et puis, vous faites trop d'examens, trop de radios inutiles. Trop de technique tue le diagnostic essentiel. » Grâce à Éric, je comprendrai combien la convivialité favorise l'équilibre, le respect que les membres de l'équipe se doivent les uns aux autres. Éric Snoey a le talent de nous faire prendre conscience des mauvaises habitudes que nous intégrons à notre insu, malgré nous. Il formule des raisonnements désarmants : « Aux États-Unis, un type au volant d'une belle bagnole s'attire cette réflexion de son voisin : "Que dois-je faire pour me payer la même ?" En France, le voisin s'interroge : "Comment vais-je faire pour lui piquer sa caisse ?" »

Bientôt, aux États-Unis et surtout au Canada, je découvre la présence déterminante du médecin *senior* dans une équipe autonome où la dignité de chaque acteur est prise en compte. Voilà pourquoi je rêve d'une école de médecine globale, où les étudiants, futurs infirmiers et médecins, accompliraient leurs cursus respectifs en échangeant sans cesse leurs pratiques, s'enrichissant mutuellement de leur complémentarité professionnelle, faisant pièce aux divisions artificielles entretenues chez nous, car en France, on « ne mélange pas les torchons et les serviettes ». L'école spécifique enseigne la crainte aux infirmières, la déférence due aux médecins. Dans notre université médicale, l'étudiant reçoit, subit un enseignement parcellisé, à tel point que le futur docteur ne sera jamais polyvalent. Il est ignorant des moindres actes relevant de la compétence de l'infirmier, considéré comme petite main. Une loi tacite est en vigueur : à chacun son boulot !

Mon rêve de transformation de l'hôpital commence donc par la refonte de l'université qui rassemblerait dans un tronc commun la diversité des partenaires soignants. Cette université de santé dynamiserait la passion du savoir des plus jeunes, offrirait une unité à la mosaïque des professions. Je souhaite en même temps la rénovation des liens entre l'hôpital et l'Inserm, afin que la France et l'Europe retrouvent la voie d'une recherche médicale digne. Pour cela, il est nécessaire de réformer en profondeur les systèmes hiérarchiques de l'hôpital. En 2004, nul ne peut prétendre accumuler et assumer les tâches du chef de service, du chercheur, de l'enseignement initial et continu, du soignant et de la fonction d'évaluation… La dynamique de l'hôpital est contraire à la volonté ministérielle de créer de nouvelles hiérarchies accumulant une gouvernance hospitalière éclatée en pôles d'activités. Un hôpital démocratique ne peut exister sans la confraternité de l'ensemble des soignants et l'adhésion collective à ce projet.

Le suicide de l'hôpital

Le syndicalisme, en insufflant de la raison dans les organisations, est un garant de l'intelligence collective, l'unique moyen d'équilibrer et de favoriser des relations productives et apaisées. C'est ce que la sociologie du travail nous enseigne depuis un demi-siècle.

Mais le syndicalisme est une fiction à l'hôpital, car seuls les tenants du savoir y assument le pouvoir. C'est pourquoi les communautés hospitalières souffrent de cet invraisemblable empilement de structures défendant l'éventail des intérêts catégoriels édictés par les clans et les élites. Moins il y a de dialogue, plus le conservatisme de l'organisation perdure. C'est logique. Les syndicats sont donc marginaux dans l'espace hospitalier. Le taux microscopique de syndicalisation l'illustre : moins de 2 % de médecins sont syndiqués.

En réalité, les médecins adhèrent à de véritables synarchies à l'extérieur de l'univers hospitalier. Ils appartiennent à une multitude de cercles où ne s'élabore que l'autodéfense des privilèges corporatistes des uns et des autres. Dès lors, le raisonnement du praticien de base est celui-ci : si je suis de telle amicale, si je fréquente tel club, telle académie, j'élargirai mon réseau d'influence, j'accumulerai donc pouvoir et titres. Cette culture stérilisante est à mettre en perspective avec la prolifération d'au moins cinq cents syndicats de médecins. Le président d'une organisation regroupant cinquante adhérents recherche d'abord une part de capital symbolique, débouchant sur des avantages pour les siens.

Afin de « gérer » cette profusion, Alain Juppé, lors de son bref passage à Matignon, obtiendra que ces poussières corporatives s'agglomèrent en quatre « intersyndicales ». Cette sorte de cogestion permet ainsi de recycler fonctionnaires pantouflards, ex-conseillers ministériels, médecins sans malades, pro du mutualisme, économistes de la santé et experts. Cette machine sans âme, dépourvue de logique, est devenue telle que les personnels quittent l'hôpital en masse. Ne reste dans ses murs que les praticiens les moins formés, non polyvalents, chefs de clinique démobilisés, le plus souvent absents, isolés des malades.

Nous l'avons vu, l'ordre hospitalier est soumis à une économie administrée, engendrant une culture professorale aliénée à la technologie. Le diagnostic, l'acte médical, les soins sont en souffrance. Comment s'étonner dès lors que cette structure folle ne conçoive sa survie qu'en abandonnant l'hôpital au secteur privé ?

Aucune nation développée, quel que soit son système d'organisation sanitaire, n'est parvenue à freiner l'augmentation de ses dépenses. Fière de son « exception », la France s'était dotée d'un système singulier de santé mixte, combinant public et privé. Les Britanniques, eux, disposent d'une santé étatisée mais agonisante ; alors que les Américains, champions d'un libéralisme dont rêvent nos administrateurs français, gèrent plutôt mal que bien un système dépassé, « dans le rouge » : en 1996, les États-Unis engloutissaient 14 % de leur produit intérieur brut dans la santé, soit 50 % de plus qu'en France !

Au début du mois d'octobre 2002, nous participons à un congrès d'urgentologues, comme on dit au Québec. Dans les années 1990, j'ai été stagiaire au Canada. Aussi, retrouvant le grand hall de l'aérogare de Montréal, je suis stupéfait par les haies de cartons dépliés où se réfugient des miséreux.

Nos confrères québécois nous expliquent dans quelles conditions leur système hospitalier a été détruit en quelques années : « La situation s'est dégradée sans cesse depuis un peu plus de cinq ans. Tout a commencé par une série de déficits du financement des comptes sociaux. Alors, les banques américaines ont accepté de libérer des millions de dollars de crédits. Mais à leurs conditions : ils ont imposé des fermetures de lits, exigé la rentabilisation à l'excès des actes portant sur les pathologies de “haute activité”. Résultat : désagrégation du service de santé publique, restreinte drastique des activités de soins. » Excès de cette modernisation ? Des files d'attente considérables aux portes des hôpitaux, des délais d'interventions chirurgicales programmées à six mois…

C'est ainsi qu'un système de médecine nationale s'est autodétruit. Le Québec possède pourtant un système de médecine de ville construit sur des centres de santé communautaires. Ceci démontre que l'hôpital est un élément de cohérence sociale indispensable ; le démanteler n'est pas une faute, mais un crime contre la société. La canicule française l'a prouvé : seul l'hôpital peut épargner nos cités du chaos.

Le retour de la charité

Au printemps de cette sombre année 2003, le gouvernement Raffarin lança un ballon d'essai intitulé « Hôpital 2007 ». La rubrique T2A de ce projet porte sur « la tarification à l'activité », ce qui signifie ni plus ni moins l'autosuicide de l'hôpital public. Inspiré par les intérêts bien compris du secteur de l'assurance privée, le nouvel hôpital devrait renoncer à ses fonctions primitives, en ne sélectionnant que les spécialités rentables. Les interventions chirurgicales de cardiologie seraient jugées plus intéressantes économiquement que le cancer de la peau, le mélanome, nécessitant de longs soins, économiquement peu « profitables ». Les fonctions essentielles de l'hôpital, la veille et le soin, seraient ainsi disqualifiées par ce qu'il faut bien appeler la privatisation par étages. Les grandes manœuvres du Medef visant à la mise en pièces du monopole de gestion de l'assurance maladie coïncide parfaitement avec les bouleversements en cours dans le secteur hospitalier. C'est ainsi que l'on constate une concentration accélérée des cliniques privées, tombant dans l'escarcelle des « grands » assureurs. La marchandisation de la santé est en marche. Tôt ou tard, la « tarification à l'activité » entraînera la sectorisation marchande de l'espace hospitalier, la fin programmée de l'hôpital public.

Oubliant la singularité de chaque malade, les grands professeurs s'isolent dans leurs laboratoires truffés d'écrans, de courbes et de cristaux liquides. Les internes, qui ont si longtemps pourvu à la vacance des médecins manquants, désertent à leur tour. Ainsi, pour la seule année écoulée, j'ai constaté l'embauche d'un médecin qui ne l'était pas, et d'un autre, interdit d'exercice par l'Ordre pour des motifs psychiatriques...

Le maintien scrupuleux de la qualité des soins doit être l'objectif majeur du futur ministère de la Santé. Or, contrairement à l'ensemble des métiers, le monde médical est privé de formation continue. Et qu'importe si, au terme d'un cycle de sept années d'études, les connaissances d'un médecin frais diplômé sont obsolètes… Place aux laboratoires, ils s'engouffrent dans la brèche. Ainsi prenons l'exemple d'un fameux plan gouvernemental de traitement de l'hépatite C. Le pourcentage des guérisons, alors de 15 %, passa en cinq ans à plus de 50 %, mais, simultanément, le coût thérapeutique – déjà de 4 500 euros – doubla quasiment. Quand ils lancèrent, avec le « soutien » de quelques labos, une campagne de dépistage du virus, les services du ministre Douste-Blazy estimaient à six cent mille le nombre des Français infectés. Non financé, le plan fut remisé au placard…

Un autre exemple récent démontre l'inanité de notre politique de santé. Il suffit, lors de sa conférence de presse du 14 juillet 2003, que Jacques Chirac s'émeuve des ravages du cancer pour que son gouvernement décide, avec force moyens et propagande, que 2004 serait l'année de la mobilisation contre la maladie. Or, nous découvrirons bientôt que 25 % des finances publiques consacrées à la recherche scientifique seront retranchées du budget par Jean-Pierre Raffarin, son Premier ministre. Politique de gribouille ? Mise en crise délibérée de l'hôpital, afin, le moment venu, d'en fustiger l'immobilisme ? Pour mieux le mettre à l'encan, en le concédant pour finir aux intérêts privés ? Je le crois.

Tout se tient : Téléthon et « pièces jaunes » d'un côté, délestage des moyens de la recherche d'État de l'autre !

L'effacement de la médecine

Avant la canicule, en mai, Jean-François Mattéi avait cru bon de condamner le surtraitement médicamenteux des personnes âgées. Une foule de données physiopathologiques nous permettent de mieux comprendre aujourd'hui l'effet négatif de l'association de remèdes en évolution constante. On maîtrise mieux les processus chimiques, les relations entre des molécules dont les médecins ignoraient tout quelques mois plus tôt. Malgré cela, il n'est que de voir les ordonnances : le médecin libéral, privé de formation continue, mesure à peine l'interaction de trois médicaments combinés. Avec les événements d'août, la communauté médicale prendra conscience qu'en gériatrie, certains sujets âgés ingèrent jusqu'à trente, voire soixante médicaments différents par jour... Lors des pics de température les plus élevés, nous recevrons des patients qui avaient avalé plus de capsules et de comprimés que de protéines et de liquide.

Le défaut de formation des praticiens est un des scandales de la santé publique. Mais une fois les effets de la canicule évacués, le mutisme l'emportera à nouveau.

À cet égard, les attributions des centres hospitaliers universitaires en matière de formation doivent être repensées.

Notre santé publique, nos savoirs singuliers, l'excellence d'un système de couverture universelle dont nos élites se gargarisent pourraient s'effondrer rapidement. La crise de l'hôpital est entamée. Et dans l'ombre de l'éclopé se profile la privatisation de l'enseignement et de la formation au bénéfice de l'industrie privée. Dans notre service, à Saint-Antoine, 80 % des technologies utilisées sont anglo-saxonnes ; la langue technique commune aux médecins évolue pareillement : on ne dit plus « tensiomètres », mais « Dynamap », recourant ainsi à une marque, comme on dit « Nike » pour les chaussures de sport.

Un monde clos

À l'université, un bon étudiant n'est pas celui qui se destine à traiter vingt malades chaque jour. Il n'est pas plus cet interne passionné par les systèmes d'organisation de l'hôpital. Non. Le bon étudiant est celui qui publie dans une revue anglo-saxonne, l'alpha et l'omega d'un début de carrière digne d'éloges, augurant d'une cooptation dans les règles. L'université impose aux meilleurs de passer un Dea de fin d'études. Les étudiants, trentenaires, seront alors, le plus souvent, généreusement subventionnés par un laboratoire pharmaceutique malin, « pariant » sur le futur successeur du « patron » du service.

Ces vieux étudiants conviennent de l'absurdité de ce qu'ils considèrent, de leur propre aveu, comme un rite tribal ; mais n'est-ce pas là le passage obligé qui leur permettra d'obtenir un poste de chef de clinique en Chu, position qui leur ouvrira l'accès au secteur 2 s'ils s'installent en ville, ou choisissent le professorat de médecine avec secteur privé hospitalier à la clé… ? Voilà comment sont « socialisés », pendant dix ans de leur existence, des esprits bien faits…

Comment sortir alors l'hôpital de son marasme ?

Les urgentistes proposent d'intégrer l'établissement hospitalier à un réseau de soins coordonnés en amont et en aval par les structures médicales de ville. Dans cet esprit, face à l'afflux de patients à l'urgence et le cruel manque de lits d'hospitalisation, je tentai, en l'an 2000, d'« ouvrir » le service de Saint-Antoine sur l'extérieur. Je commençai par recenser les cliniques, les établissements publics et privés des arrondissements proches de l'hôpital ou des villes de la banlieue du Sud-Est parisien. J'entrepris cette réflexion avec la directrice de Saint-Antoine. Elle me délégua un fonctionnaire pour m'aider à formaliser l'enquête.

Bien sûr, j'allais rapidement ressentir la suspicion de certains professeurs : concevoir une chaîne de soins en concertation avec des institutions du dehors mettait en danger leur sinécure. Je m'entretiendrai alors avec les directeurs, les présidents des commissions médicales d'établissements. Les plus ouverts m'accompagneront, nous concrétiserons même nos discussions en élaborant les premiers contrats. Je m'efforcerai d'engager mes collègues soignants dans cette aventure, les seuls à pouvoir décider de l'orientation de leurs malades vers les établissements du futur réseau que nous mettions sur pied.

Quelques-uns joueront le jeu, les cliniques chirurgicales notamment, les structures de santé liées à l'hôpital, les centres mutualistes fidèles à leur mission sociale. Passionnant voyage au cœur de la profession. En deux mois, je ferai mille kilomètres en moto à la rencontre des collègues de l'Île-de-France.

Nous commencerons à fonctionner en réseau de répartition des patients quand nous connaîtrons une saturation des lits d'aval. Mais des malades comprendront mal que, l'urgence passée, on les transporte ailleurs pour les soigner.

Bon an mal an, cette organisation en étoile donnera des résultats satisfaisants. Hélas, quelques mois plus tard, des cliniques privées, membres du réseau, seront victimes de procédures pour fraude, ouvertes par les organismes de Sécurité sociale, surpris de l'augmentation des forfaits...

Notre projet s'effilochera avec le temps. Mais notre service des urgences de Saint-Antoine fonctionne toujours avec cinq ou six structures de coopération extérieures. Des établissements privés, convaincus par nos pratiques, créeront même des services d'urgence. Lors de la canicule, je disposerai d'un listing de services associés qui nous permettra de placer quelques-uns de nos patients dans la région.

La fin d'un sanctuaire

C'est en 1958 que le général de Gaulle, revenu aux affaires, changea l'hôpital en initiant les Chu, centres hospitalo-universitaires. Les « patrons » accédaient ainsi au titre d'universitaire, plus satisfaisant que celui de docteur en médecine.

Pendant trente-cinq ans, les réformes tombent sur l'hôpital comme la mitraille à Gravelotte : 1970, 1991, 1996, et, pour le futur, un projet de privatisation maquillé en « Hôpital 2007 ». C'est une tradition française, en médecine comme dans d'autres domaines : à chaque changement de gouvernement, le nouveau ministre réforme, c'est-à-dire qu'il impose quelques nouveaux dogmes, mettant en musique les *desiderata* des lobbies qui ont permis à la nouvelle majorité politique de l'emporter. Il est dans l'ordre des choses que toute nouvelle réforme aggrave et complexifie un peu plus encore l'état des établissements, ébréchant l'enthousiasme naïf de ceux qui exercent leur métier dans l'hôpital des citoyens. Les historiens spécialistes de l'institution sont alors en droit d'évoquer la balkanisation hospitalière.

Dans un livre consacré à la supercherie hospitalo-universitaire, le chercheur et expert Denis

Labayle, praticien hospitalier d'Évry, écrit : « Pire, ces réformes ont accentué le malaise général et le découragement de ceux qui y travaillent. Elles n'ont modifié ni les structures internes, ni les rigidités de pouvoir, ni l'emprise politique, ni la distance avec la médecine de ville, ni l'incompréhension des clients[1]. » Confronté à des réalités sans cesse mouvantes, le haut clergé bureaucratique est lui aussi dépassé par le monstre institutionnel. Denis Labayle note : « Le mépris n'engendre que la démobilisation des acteurs, et la démobilisation est toujours source de gâchis. » Citant à juste titre des études américaines, il constate qu'il y a toujours « un lien étroit entre les coefficients de satisfaction des soignants et de la clientèle ». Chez nous, le pouvoir de l'administration centrale de la santé creuse sans cesse l'écart.

À mesurer les violences qui parcourent l'hôpital, désormais, on constate que la fracture engendre la transgression. Bien entendu, les services d'urgences sont les plus exposés. En décembre 2003, les agressions subies par une dizaine d'urgentistes de deux hôpitaux lyonnais prestigieux, Édouard-Herriot et Saint-Luc, démontrent qu'il n'y a plus de « sanc-

1. *Tempête sur l'hôpital*, Éditions du Seuil, 2002.

tuaire » échappant à l'exaspération d'une société dérégulée.

Je suis de ceux qui pensent que la crise hospitalière est d'abord celle d'un pouvoir sans principes, qui, hormis sa dévotion à l'argent, se dérobe à ses responsabilités.

Les mille trente et un hôpitaux publics et les quatre cent vingt-deux établissements à but non lucratif emploient huit cent mille agents – un fonctionnaire assis pour un soignant debout. Cet appareil est doté d'un budget de 50 milliards d'euros, l'Assistance publique des hôpitaux de Paris recevant 10 % de cette enveloppe. Chaque année, huit millions de patients séjournent plus ou moins longuement à l'hôpital, et treize millions de personnes fréquentent les urgences. Grâce à ces chiffres, on mesure l'importance économique de la structure de la santé. Mais s'il y a bien une crise de l'hôpital, il en va d'abord de l'irresponsabilité des élites inamovibles et de ses gouvernements successifs.

Une défaite programmée

En juin 1944, les Forces alliées, dotées de matériel et de techniques impressionnantes, débarquent massivement sur les côtes normandes. Les Français ébahis découvrent alors des organisations médicales modernes dont ils n'avaient pas l'idée. Les équipes médicales d'urgence mobile bénéficiaient d'innovations révolutionnaires, entre autres la pénicilline. Les considérables efforts américains dans la préparation de la guerre avaient généré des avancées thérapeutiques remarquables, comme le tulle gras, une gaze vaselinée, bourrée d'antibiotiques.

Grâce à la longue présence des Alliés en Europe occidentale, la France des « hommes en blanc », pour reprendre le titre du best-seller du professeur Soubiran, prit conscience de la désuétude de son appareil sanitaire. Si nous possédions des écoles de médecine, nos métiers n'étaient même pas enseignés en faculté. Il faudra attendre 1958 pour voir naître les centres hospitaliers et universitaires, et l'Inserm, un formidable outil de recherche. On peut parler dès lors d'âge d'or de la médecine et de la recherche française. C'est un véritable boum qui va permettre à notre médecine d'acquérir une réputation internationale dont s'enorgueillissent aujourd'hui encore les gouvernements du pays. Hélas, les chargés de fonction, les responsables des soins hospitaliers, accumulant trop de pouvoir, érigèrent inévitablement des citadelles. Le système de valeur anglo-saxon ne pouvait faire greffon sur une société médicale empreinte d'un tel conservatisme.

Capitalisant fonctions enseignantes, directions de spécialités, recherche, gestion de clientèles aux statuts diversifiés, les « grands professeurs », régnant en baronnie, allaient gérer seuls les équipements et les personnels médicaux. Ils allaient s'emparer de toute la santé publique. Travaillant beaucoup, certains assumeront leurs tâches remarquablement, d'autres se mueront en tyrans, d'autres encore, déléguant la gestion commune à des affidés, déserteront le plus souvent l'hôpital. Le pli était pris.

Dans la France prospère des « Trente glorieuses », l'État républicain déverse sur les médecins, parangon du fameux « exercice libéral de la médecine », un pactole de crédits, de moyens et de sinécures.

Les barons vont alors proprement cloisonner leurs domaines respectifs, engendrant clientèles, suzerains et obligés. De la gourmandise à la boulimie, il n'est question que d'appétit après tout.

C'est ainsi que notre université médicale enseigne cinquante-sept spécialités différentes, alors que les nations modernes de Scandinavie en comptent moins de quarante. La Commission européenne prévoit d'en regrouper dix-sept en un seul bouquet... Mais quel média, médical ou non, dira aux Français que la Commission nationale des universités de médecine délivre l'enseignement de dix-sept sections de spécialités fragmentées en soixante sous-spécialités ! De ce fait, notre hôpital supporte la charge d'autant de services et d'autorités sourcilleuses de leurs prérogatives et de leurs privilèges. Résultat ? En moins de trente ans, notre université a perdu les deux tiers de ses étudiants étrangers, tant sa réputation s'est affaiblie. Quant à la recherche française, ce corps las, caporalisé, elle est dans un état catastrophique : elle n'a produit qu'une seule molécule nouvelle depuis bientôt dix-sept ans.

Management, procédés, logiciels, les outils des techniques médicales sont à plus de 90 % sous licence américaine dans nos hôpitaux, et l'État, qui devrait consacrer de 7 à 10 % de ses budgets à la recherche informatique spécifique, en consacre moins de 3 %.

C'est pour cette raison que l'université hospitalière s'épuise en rivalités, en revendications, contribuant sans cesse à l'alourdissement du cursus des étudiants en médecine qui n'en peuvent mais. Au lieu de faciliter l'accès des jeunes à un apprentissage plus aisé des pratiques du soin, d'offrir plus d'autonomie à ses chercheurs, plus de valeur aux enseignements initiaux, de saisir la question de la formation continue des médecins à bras-le-corps, les gardiens de la forteresse érigent sans cesse de nouvelles défenses pour garantir leur pouvoir. Ainsi, à la fin de 2003, une soixantaine de grands professeurs parisiens proposèrent à leur ministre de tutelle d'allonger les études universitaires d'un an au prétexte qu'ils manquaient d'internes en leur royaume ! Le curieux, s'il pouvait s'aventurer dans quelque service de spécialités, découvrirait qu'il est dépourvu de tableau de service et que les principes de management les plus simplets y sont inconnus.

Sur les vingt-cinq centres hospitalo-universitaires français, onze sont installés à Paris. Imaginerait-on le pouvoir médical dans son ensemble gouverné par une quelconque préfecture provinciale ? Il reste que l'hôpital des gens, à Paris, ne survit pas à la prolifération des Chu. C'est ainsi que les facultés de Broussais, Cochin, et même de l'Hôtel-Dieu ont peu à peu éliminé leurs malades au profit d'une équipe enseignante exponentielle. C'est même une plaisanterie : sait-on qu'à Paris, à l'instar de l'armée mexicaine, on compte deux étudiants pour un professeur de médecine ? Imaginons un instant ce rapport de

2/1 appliqué à nos écoles en zone d'enseignement difficile, ou la même proportion d'éducateurs dans les quartiers-ghettos. Un professeur pour seulement dix lycéens permettrait indubitablement de relever le niveau, et la délinquance aurait tôt fait de trépasser.

L'université médicale a perdu sa crédibilité. Ainsi, que penser d'un corps doté de tous les pouvoirs depuis quarante-cinq ans, et qui s'affole soudain d'une crise multiple du recrutement ! En décembre 2003, deux cent quarante-quatre médecins universitaires, dont deux cents chefs de service de l'Assistance publique des hôpitaux de Paris, « attirent solennellement l'attention du ministre sur l'acuité de la crise hospitalière ». Pour ceux-là, la transmission des savoirs et du savoir-faire médical se dégrade, la qualité des soins décline. Alors, comment nos professeurs navrés justifient-ils une chute de 45 % du nombre des internes ? Cette aberration en souligne une autre qu'ils oublient discrètement : le déficit de quarante mille infirmiers et personnels soignants, soudainement découvert par des conseillers ministériels de la Direction de la santé publique comptables de la prévision…

Les lecteurs des quotidiens font chaque jour la somme des incohérences : en 2002, quatre internes seulement ont choisi la chirurgie digestive à Paris, où les deux tiers des postes de service sont pourvus par des médecins étrangers.

Dans *Le Monde*, le professeur Grimaldi, prenant la tête des universitaires privés d'internes, rappelle son engagement de jeunesse à la Ligue communiste révolutionnaire et avoue son évolution en « militant des valeurs et du service public » : « Les valeurs ne sont plus les mêmes : les jeunes pensent à leur temps de loisir... Mais c'est vrai, reprend-il, que les internes ne se sentent pas reconnus, et qu'ils sont en première ligne face à la crise de l'hôpital. Nous, nous étions choyés ! » Ainsi évoluent les radicaux du temps jadis. Le professeur Éliane Gluckman officie dans le prestigieux service d'hématologie du professeur Jean Bernard. Elle déclare dans le même quotidien : « Le problème qui se posera à terme est aussi qualificatif : on titularisera bon nombre de médecins étrangers, alors qu'ils n'ont pas le niveau, parce qu'il manquera des jeunes formés. » Ainsi sont traités ces médecins étrangers silencieux, ces « faisant fonction » qui tiennent brillamment leurs postes, payés depuis des lustres en bourses universitaires falsifiées, en crédits de recherches détournés. Désormais, leurs contempteurs les déclarent indésirables. Mais pourquoi les protestataires d'aujourd'hui n'ont-ils jamais pris les Français à témoin de la situation désastreuse de leurs services ? Pourquoi n'ont-ils jamais saisi leurs patients potentiels, les citoyens, les syndicats ouvriers, les organisations mutualistes ? Pourquoi n'ont-ils jamais appelé les Français à la révolte, alors qu'ils étaient bien placés pour juger de l'impéritie et de l'abandon de l'appareil de santé publique ?

Rappelons tout de même à ces professeurs que quinze mille Français sont morts l'été dernier du fait de l'imprévoyance générale des appareils de santé. Que ne sont-ils sortis alors de leurs gonds ?

La recherche introuvable

La recherche médicale doit se désaliéner du marketing imposé par les laboratoires privés, sinon elle risquerait à terme de n'être que la supplétive d'objectifs désignés comme « rentables », tels les risques cardiovasculaires ou diabétiques. Une autorité scientifique et politique indépendante doit fixer des stratégies à nos chercheurs. De multiples champs d'investigation laissés vacants ont amené la recherche à travailler avec des associations familiales concernées par les maladies rares. Exonérant l'État de ses missions régaliennes, le Téléthon aura provoqué d'extraordinaires mouvements de solidarité. Mais il reste que les unités de recherche de l'Inserm, abandonnées des ministères, sont cruellement dépourvues de moyens. Ainsi les thérapies géniques, enjeu majeur de la recherche européenne, nécessiteraient d'être dotées de labos constitués de chercheurs contractualisés. De plus, les laboratoires devraient régulièrement être validés par l'autorité publique. Car enfin, comment se peut-il qu'un professeur de Chu, assumant sa double consultation hospitalière, manageant un service, affamé de réunionite, cette récréation des bureaucrates, puisse se livrer à des travaux de recherche conséquents ? Les représentants de la nation doivent se préoccuper de qui fait quoi à l'université, à l'hôpital et dans les laboratoires.

Chez les Anglo-Saxons, des systèmes souples associent étudiants et chercheurs dans la gestion des enseignements. Ainsi les disciples participent à l'évaluation des professeurs, non pas au nom d'un égalitarisme hors de saison, mais d'une éthique, d'un sens des responsabilités destiné à « muscler » la pensée critique des futurs médecins. Aux États-Unis, par exemple, l'avis négatif des étudiants peut entraîner la mise à l'écart d'un universitaire.

Un hôpital démocratique

Étouffée par les cloisonnements de spécialités, l'urgence est à sa place à l'hôpital. Pourtant c'est à peine croyable, mais nos services assurent en quelque sorte la fonction du « piquet » à l'école primaire d'autrefois : on y place les médecins insoumis qui gênent les hobereaux. Les structures bureaucratiques et cliniques ne manifestent guère d'estime à l'égard de nos « dispensaires », comme ils disent, qui accueillent la misère du monde.

En avril 2002, deux députés, Catherine Génisson et Philippe Nauche, déposèrent un amendement en faveur de l'urgence et de la gériatrie en tant que spécialités universitaires, ce que l'une et l'autre deviendront bientôt, peut-être. Aux urgentistes, praticiens de la polyvalence médicale, de définir les conditions d'enseignement de leur activité. Ils pourraient, par exemple, travailler sur la prise en charge des traumatismes de la colonne vertébrale au niveau cervical, afin d'améliorer les protocoles de soins primaires, les pronostics qui permettraient d'épargner paraplégies et handicaps à vie.

Il est temps désormais que le président du conseil d'administration de l'hôpital soit dégagé de toute responsabilité salariale dans le système hospitalier. Frédéric Pain, de l'hôpital de Parthenay, secrétaire général de l'Amuhf, notre syndicat, réclame que « l'hôpital soit géré par une instance élue par la population desservie par l'établissement ». Pour nous, il est essentiel que ces représentants soient élus comme les femmes et les hommes qui composent un conseil municipal, et non pas cooptés par leur milieu professionnel.

Ce conseil d'administration serait composé à parité d'élus des citoyens, des personnels, médecins et non-médecins et des fonctionnaires administratifs. La direction, l'animation, la gestion, les missions de l'hôpital doivent être décidées et assumées par la communauté. Le choix des enjeux sanitaires restaurerait ainsi la vocation traditionnelle des élus. Pour renverser la sorte de califat qui verrouille toutes les fonctions de l'hôpital, nous, urgentistes, proposons que la nomination des chefs de service hospitalier résulte d'un processus démocratique : chaque équipe élirait son chef de santé, qui serait investi alors de véritables responsabilités soignantes au lieu de n'être qu'un rouage de gestion. Il serait élu pour une durée de cinq ans. Sauf à initier un nouveau projet, le chef du service ne pourrait pas effectuer plusieurs mandats.

Sauver l'hôpital du marasme, c'est injecter la démocratie à tous ses échelons.

Un système à bout

Le socle qui soutient notre système de santé est à reconstruire. Il faut briser les incessantes cabales, les intrigues qui minent cet univers de cumulards. Il faut en finir avec les scénarios ahurissants qui feraient passer pour une bluette le film *Sept morts sur ordonnance*. J'exagère ? La débandade institutionnelle qui succéda à l'été meurtrier, l'autodéfense généralisée, les protocoles législatifs rarement appliqués, non contrôlés par l'autorité publique, sont les conséquences d'un système en bout de course. Certes, les moyens importent, mais une révolution culturelle s'impose d'abord. Trop d'influences contraires stérilisent le corps de la santé, où politiques et médecins ont partie liée. Il s'agit de restaurer la dignité du système hospitalier, d'éradiquer les pratiques aliénantes et destructrices. Ainsi de ces sommités professorales jugeant leur bureau du nouvel hôpital européen Georges Pompidou trop exigu, et qui téléphonent au président de la République afin d'obtenir les privilèges mobiliers dus à leur rang...

Ces hiérarques assimileront-ils jamais la nécessité de moderniser la société ? Admettront-ils jamais qu'un système efficace ne peut fonctionner sans démocratie, sans écoute, sans questionnement, sans la vérité des bilans ?

Vingt-six doyens universitaires gèrent des baronnies incontestées. L'université médicale ne peut plus s'appuyer sur des pratiques ancestrales qui visent la domination par des élites autoproclamées. Les médecins et les professionnels consciencieux ne le veulent plus. Il n'est pas de médecin du rang qui n'ait constaté qu'usant de l'argent ou de la notabilité, certains clients peuvent tout obtenir des stars hospitalières. J'attige ? Qui ne se souvient du système mafieux à l'œuvre et de l'effarant fait divers de « l'hôpital de Poitiers », où des querelles de chefs aboutirent à la mort d'un malade ?

L'hôpital a besoin de sérénité et de confraternité. De renouer avec les missions de ses origines : un système collectif.

Il s'agit de politique et d'un sens rendu au peuple, à la nation.

De l'ordre des médecins

Depuis un demi-siècle, on s'étonne de la survivance de l'ordre des médecins. Ni le gaullisme de 1958, ni le gauchisme de mai 1968 n'auront entamé l'appareil disciplinaire de sombre extraction.

La première proposition parlementaire visant à créer un ordre des médecins est à mettre à l'actif du monarchiste Léon Daudet. En 1923, camelot du roi, il était « sponsorisé » par la Confédération des syndicats médicaux français, équivalant alors au fameux Conseil national du patronat à l'usage des Maîtres de forges. Cette confédération réactionnaire tenait à exercer un pouvoir disciplinaire sans partage sur une profession alors fort agitée. Des médecins trublions, engagés sur les terrains sociaux et syndicaux, se déclaraient favorables à un système de Sécurité sociale en faveur des ouvriers, des « rouges ». Malgré tout, un an plus tard, les médecins républicains firent adopter par le Parlement une loi sur les assurances. Les mandarins les accusèrent aussitôt d'être de ces « collectivistes » qui voulaient étatiser le sacro-saint exercice de la médecine libérale.

Les promoteurs de l'Ordre disciplinaire estimaient que la justice était incapable de comprendre les choses de la santé et que seuls des médecins-juges pourraient arbitrer, organiser, réprimer les fautes, en recourant même à l'interdiction d'exercer pour ceux qui failliraient à leur serment. Avec le maréchal Pétain et la restauration des privilèges corporatistes, abolis par la Révolution française, la cause fut entendue. À l'égal de la justice et de l'armée, la médecine accéda au rang d'une cléricature. Ainsi les médecins vichystes exécutèrent sans protestation l'épuration professionnelle des médecins étrangers, même naturalisés, c'est-à-dire juifs ou levantins, indignes en tout cas d'exercer chez nous l'art de la médecine.

Philippe Pétain institua le Conseil supérieur de l'ordre des médecins le 7 octobre 1940 : 98 % des praticiens juifs furent interdits d'exercice par leurs confrères ; tout emploi dans la fonction publique leur fut fermé.

Dissout à la Libération, l'Ordre corporatiste sera reconstitué le 24 décembre 1945. Par commodité, il ne quittera ni les meubles ni les locaux de la Csmf, à lui dévolus sous le nazisme.

Dans la foulée de la Libération nationale, Charles de Gaulle fera adopter les lois fondatrices de la Sécurité sociale. Mais le temps a raison de toutes les trahisons : l'Ordre et la Confédération médicale, un peu rafraîchie, cohabiteront dans l'oubli de l'Histoire. Cinquante ans après ses exactions antisémites, le Conseil de l'Ordre fera une repentance publique en 1998. Il n'est jamais trop tard. Mais un autre dossier attend encore sa vérité : la décimation eugénique des aliénés des hospices civils par la famine. Des dizaines de milliers de patients déviants morts du fait de l'autorité publique et médicale, érigée en gouvernement.

L'Ordre survivra à tous les changements de régime ultérieurs. Sous couvert de vérification et de validation des diplômes, son Conseil va enraciner son pouvoir de jauger des projets législatifs et réglementaires ayant trait à la santé publique du pays.

Ce développement me semblait nécessaire afin de mieux comprendre la somme des « ambiguïtés » qui rongent le monde de la santé de l'intérieur.

Un organisme composé de sages qui veilleraient au scrupuleux respect déontologique peut se concevoir. Une manière d'association selon la loi de 1901 pourrait être chargée de préserver la médecine des pouvoirs et des intérêts la menaçant. Cette structure devrait-elle être animée seulement par des docteurs ? Je ne le crois pas.

Des citoyens célébrés pour leur réputation, des médecins dotés de clairvoyance, loués pour un engagement social remarquable dans la cité devraient former ce haut conseil d'éthique sous l'autorité d'un magistrat. Mais aujourd'hui, l'ordre des médecins est une aberration. Ses fonctions corporatistes sont condamnées par une intolérable confusion entre les charges administratives, déontologiques et disciplinaires, qu'il exerce sans aucun contrôle. Comment un métier comme le nôtre peut-il être administré par une hiérarchie illégitime, s'attribuant le pouvoir d'intenter des actions disciplinaires contre un médecin, ou un groupe de médecins, sans avoir été saisi d'aucune plainte, sans même qu'aucune infraction n'ait été constatée ou commise ? L'honneur de la médecine impose d'en débattre au moment même où, le « communautarisme » agissant, infirmiers et kinésithérapeutes réclament la fondation d'ordres régissant leur métier.

Nous en sommes là. Médecins des villes et des campagnes, médecins salariés, médecins hospitaliers, soignants ou non, experts et journalistes médecins, juristes, médecins retraités, ou bien exerçant dans la médecine humanitaire, ou bien encore médecins reconvertis dans, disons, le sport ou la littérature, doivent payer une cotisation à vie à un ordre élu par moins de 10 % des praticiens ! Un ordre qui dispose du privilège de réclamer les impayés par voie de justice…

Un Pacs des médecins libéraux et hospitaliers

Depuis peu, il est de bon ton de mépriser les médecins des villes et des campagnes, ces médecins libéraux, médecins des gens. À l'issue de la crise caniculaire, un consensus s'ingénia même au sommet de l'État à rendre les médecins libéraux comptables de l'hécatombe, au prétexte qu'ils auraient délaissé leurs cabinets en grand nombre pendant l'été, méprisant leur charge de permanencier de garde. Des éclaircissements ultérieurs démentiront ces affirmations. La permanence des soins ne dépend pas seulement des généralistes, mais de l'ensemble de la profession, y compris des psychiatres. À cet égard, c'est la carte d'implantation sanitaire du territoire qui est en cause. Il est ainsi des zones démographiques où des spécialistes fortunés pratiquent la semaine de trois jours sans aucun contrôle ni sanctions. La désertification de l'espace rural impose de nouvelles orientations. Des cantons qui ne disposent que d'une poignée de médecins libéraux sont abandonnés. Il est impossible pour ceux-là d'assurer des gardes trop rapprochées.

En matière de santé comme en bien de domaines, c'est d'idées et d'éthique que l'on manque.

Rébellion

Depuis la canicule, il ne se passe pas une semaine sans qu'un pan, un bloc de l'organisation hospitalière ne dévoile sa misère. Acteurs comme victimes entrent en rébellion.

C'est ainsi que dans les premiers jours de janvier 2004, deux cent quarante-quatre patrons de l'Assistance publique des hôpitaux de Paris dénoncent une crise hospitalière « vécue au quotidien ». À entendre ces rebelles, des structures aussi prestigieuses que les services de chirurgie générale de Cochin, de diabétologie de l'Hôtel-Dieu, d'hépatologie de Beaujon ou de Saint-Antoine, de rhumatologie de la Pitié-Salpêtrière, se retrouvent dépourvues d'internes. Des spécialités telles l'onco-hématologie sont menacées de disparition.

Les protestataires communiquent : « Il ne s'agit pas d'une simple réaction d'autodéfense de quelques chefs de service, mais bel et bien de l'avenir du système de santé du pays. » Ils ont raison. Mais que n'ont-ils manifesté plus tôt, en exprimant par exemple leur solidarité aux huit mille étudiants « expulsés » chaque année du premier cycle universitaire, aux infirmières « bataillant » pour sauver leur métier malgré les lances à incendie des forces de l'ordre requises contre leur manifestation ? Quand ont-ils élevé le ton afin de soutenir les citoyens et leurs élus qui défendaient becs et ongles leurs hôpitaux condamnés par les Agences régionales de la santé ? Quand, lors de la canicule, ont-ils dénoncé l'effondrement du système de veille, avancé des propositions alternatives au nom du corps des soignants rassemblés ?

Notre hôpital est en miettes. J'ai dit cent fois l'« oubli » des urgences au sein du système hospitalier, le mépris affiché à l'égard des soins rendus par nos services. Et je n'oublierai jamais que c'est au sein même de la bourgeoisie mandarinale qu'est né le concept péjoratif de « bobologie ». C'est là que sera initiée la ségrégation intellectuelle qui prétend qu'un bon médecin ne traite que les maladies rares, les pathologies fines, la physiopathologie d'un organe unique. Les maux communs, les fractures, la douleur d'un panari seraient-ils méprisables ?

Il reste qu'un Français sur cinq, adulte ou enfant, 20 %, se présente au moins une fois par an au service des urgences. Ce qui reste modeste, comparé aux statistiques américaines si prisées par nos chers professeurs : aux États-Unis, la fréquentation de l'urgence atteint de 34 à 40 % par an ! Les chiffres indiquent que les jeunes patients ou les très âgés sont surreprésentés à l'accueil de l'urgence hospitalière. Notre activité est plus forte le week-end mais, en semaine, elle se concentre entre 9 et 20 heures, c'est-à-dire aux heures où les cabinets de ville sont pourtant ouverts à la clientèle. Que faire alors pour les urgences ? Que faire pour l'hôpital ?

Comment des technocrates justifient-ils, par exemple, que deux infirmières doivent s'occuper de douze patients simultanément, dont deux déments et un troisième, invalide, aux bronches encombrées qu'il faut régulièrement aspirer ? Qu'en disent les « grands patrons » ? Que disent-ils aux milliers d'hospitalisés privés de kinésithérapeutes, délaissés par des infirmières surchargées, qui n'ont même plus le temps de faire marcher les patients dans les couloirs de nos hôpitaux, au risque de handicaps de mobilité ultérieurs ? Il n'est plus seulement question du délabrement partiel de quelques spécialités, mais de l'obsolescence complète de l'hôpital.

Les personnels hospitaliers n'ont jamais compté leur temps et leurs efforts. En septembre 2001, l'application intégrale de la loi de réduction du travail à trente-cinq heures, c'est-à-dire la création d'embauches, aurait pu transformer la qualité des soins due aux patients. La gauche et la droite ont trop longtemps accordé aux médecins universitaires et aux syndicats médicaux le bénéfice corporatiste du *numerus clausus*. La droite de gouvernement, elle, doit affronter les conditions d'existence des quarante mille agents employés de nuit qui supportent une charge de travail de 32,20 heures par semaine.

Les hospitaliers sont épuisés, l'accroissement de l'absentéisme pour « maladie ordinaire » s'amplifie, les démissions, les conflits internes de même. Le non-remplacement des postes vacants, atteignant parfois 40 % dans certains hôpitaux de région, est intolérable. Trois mille quatre cents postes de médecins hospitaliers sont non pourvus, tandis que huit mille médecins ayant des diplômes étrangers ont à charge de faire fonctionner l'hôpital public à raison de cinquante à soixante heures de travail par semaine, payées en heures supplémentaires afin d'obtenir un salaire convenable même si le statut de Praticien associé contractuel (PAC) obtenu sous le gouvernement Jospin est une réelle avancée. Sans oublier la reconaissance par Bernard Kouchner des médecins à diplômes extra-communautaires.

Dans notre pays, un conseil d'administration d'hôpital ne peut ni faire son budget, ni choisir ses manageurs, ni ses principaux chefs de service, nommés à la discrétion des directions du ministère.

Il est des réalités implacables : trois cent quatre-vingt-trois mille hospitaliers partiront en retraite entre 2007 et 2015, soit un agent sur deux, une infirmière sur deux. Le pic sera atteint en 2012, avec trente mille départs. À la même date, nos établissements seront confrontés à la prise en charge d'une population vieillissante comptant deux millions de citoyens âgés de plus de quatre-vingt-cinq ans.

L'impensable se profile : l'hôpital sera-t-il alors un énorme service d'urgences, doublé d'une unique fonction d'hospice ? Tandis que les secteurs de spécialités rentables seront concédés aux investissements privés ? Nous refusons. Comme nos collègues allemands refusent que leurs élus sociaux-démocrates, gestionnaires des villes de Berlin et de Hambourg, mettent en vente une partie des services hospitaliers publics.

En décembre 2003, chez nous, une loi adoptée par le Parlement prévoit qu'hôpitaux et cliniques du secteur public et privé appliquent des tarifications à l'activité. Ce qui signifie que notre système de santé sera largement privatisé. Quelques éclaircissements. Aujourd'hui, une dotation budgétaire d'État est allouée à chaque Agence régionale d'hospitalisation. Ces administrations décriées, privées de tout contrôle politique, attribuent ensuite une enveloppe financière aux établissements de leur ressort. Ce système bureaucratisé, injuste, n'a jamais fonctionné. Il reste qu'à l'avenir les mêmes établissements ne seront rémunérés qu'à la quantité et à la qualité des actes médicaux effectués sur une période donnée. Ce qui veut dire que l'hôpital recevra les seuls financements d'État en fonction du volume des actes qu'il aura réalisés. Par l'injection de la concurrence entre les établissements, cela signifiera inévitablement une sélection des activités rentables, une sélection des pathologies gratifiantes financièrement.

Cette réforme sera appliquée d'ici le 1er octobre 2004 dans les cliniques privées, d'ici 2012 dans les hôpitaux. Alors, l'hôpital public sera privatisé. Il sera enfin « rentable ».

Et les médecins qui rejoindront l'Anpe ne seront pas les plus jeunes…

C'est impossible !

Au fil des mois, les rapports d'expertise se sont accumulés, et déjà, l'été 2004 approche. Que s'est-il passé depuis la catastrophe humanitaire et ses quinze mille morts ?

À l'évidence, les évolutions climatiques inquiètent. Les effets des aléas, inédits et violents, se multiplient : bourrasques, sécheresses, adoucissement des températures hivernales, fonte des glaciers, inondations et crues centenales. Les exceptions s'enchaînent avec leurs cortèges de destructions et de victimes. Sale temps pour les saisons. Les météorologues font état de leurs incertitudes, les entomologistes et les biologistes soulignent l'acclimatation dans la biosphère d'espèces communes aux biotopes des régions d'Afrique et des Caraïbes.

Constatons l'inconscience des gouvernants inaptes à donner l'impulsion aux modifications radicales indispensables à nos modes de vie actuels. Les conséquences catastrophiques de la canicule ont marqué un moment de l'histoire du pays et du continent. Son ampleur a frappé l'une des puissances économiques de la planète.

Au terme de la catastrophe, nous pensions que les analyses et les travaux de recherche allaient mobiliser les moyens et les forces des partenaires socio-économiques et politiques. Georges Balandier écrivait : « Nous sommes dans l'obligation de civiliser les nouveaux mondes issus de l'œuvre civilisatrice. » Or, il apparaît que les gouvernants ne se sentent plus d'obligations à l'égard de la cité, sinon de paraître et de conserver le pouvoir.

Serait-il imprudent de renouer avec la raison, d'engager des processus, afin d'adapter non seulement nos habitudes, mais nos conceptions morales et nos mœurs aux changements climatiques redoutés ?

Jamais, au cours de son histoire, l'homme n'avait connu un tel espoir de longévité. En résulte une société bouleversée, confrontée à des schémas traditionnels obsolètes. Cet été-là, la décimation des gens âgés a démontré que les gouvernements successifs n'ont pas mesuré les effets induits par cette longévité inédite.

Le combat contre les intolérances culturelles à l'égard d'un vieillissement considéré auparavant comme un handicap doit redoubler d'intensité. Les générations doivent retrouver et conquérir de nouvelles solidarités entre elles.

Nos existences sont à des lieues lumière du bombardement médiatique : toujours plus de consommation, de marchandises, toujours plus de lucre et de « jeunisme », cette illusion.

Nous sommes sommés de repenser les processus du vieillissement et de la mort, non par crainte, mais pour en tirer de nouvelles énergies transformées en sociabilité, en convivialité.

Un an après la catastrophe, nous savons que les autorités de la Santé publique se sont lourdement trompées. Les salariés, les ouvriers, les personnels sanitaires sont tracassés, lourdement sanctionnés pour des fautes bénignes en regard du manquement des hiérarques… L'absence de compréhension, les défauts de réponse de ceux-là ont marqué un moment tragique de l'histoire de la nation. Nos institutions, nos hommes politiques ne peuvent en rester là.

Les conclusions des commissions parlementaires de l'Assemblée nationale et du Sénat doivent être analysées et appliquées sans délai. Nos élus ont établi les défaillances des lieux d'indécision institutionnels. En toute logique, leurs conclusions devraient conduire à des réformes de fond, au limogeage des responsables défaillants, à la dissolution des maillons fautifs. À cet égard, les actions et les travaux de la Direction de l'hospitalisation et de l'organisation des soins, la Dhos, devraient être renforcés, dynamisés. Saisissant sur-le-champ les conséquences de la catastrophe annoncée, ces fonctionnaires d'exécution ont été les seuls à prendre les bonnes décisions, l'été dernier. Mais il serait injuste de fustiger l'ensemble des personnels de ministère, car seuls leurs responsables se montrèrent incompétents.

Leçon majeure de la catastrophe, la certitude que l'hôpital public est bien l'élément central de notre système sanitaire. L'hôpital public est au cœur de notre façon d'être ensemble. Pourtant, il est en danger du fait de la soumission de nos gouvernants au dogme libéral. Le tout-économique menace d'éliminer ce lieu des solidarités agissantes. L'hôpital doit se bâtir encore, conquérir plus de souplesse et d'efficacité. Il ne sera pas détruit par les libéraux.

Lors de l'été tragique, l'engagement, le courage des personnels hospitaliers sont apparus en pleine lumière. Ces femmes et ces hommes sont les garants d'une société apaisée. Une société civile qui a la mission de développer, de protéger l'égalité de tous devant les maladies et les souffrances. Pour cela, il faut maintenir, diversifier l'effort de recherche, en adjoignant à ces orientations les sciences humaines, climatologiques, écologiques et urbanistiques. Ces moyens devraient être constants, car l'économie est au service de l'humanité, et non l'homme au service des contraintes financières. Les pouvoirs vacants ont démontré qu'ils étaient les otages de mécanismes comptables et organisationnels devenus fous. Le système hospitalier ne peut être dévolu à la seule logique marchande. Les gouvernants libéraux n'arriveront pas à leurs fins. Nous maintiendrons, tous ensemble, le service public de santé.

Que se passerait-il dans nos villes si les conséquences d'une pareille canicule se reproduisaient ?

L'hôpital souffre d'un manque chronique de moyens. Les métiers hospitaliers doivent s'unir confraternellement afin de maintenir, de développer un appareil de santé digne de ce nom. Cela passera par des luttes sociales de grande ampleur.

Les urgentistes ont un rôle essentiel à jouer à cet égard. Ils doivent rompre avec les travers de conceptions structurelles dépassées. Urgentistes hospitaliers, urgentistes des Samu se mobiliseront pour maintenir le système sanitaire des citoyens.

Fin août 2003, le président de la République annonçait des moyens pour l'hôpital. Chat échaudé craint l'eau froide : ces financements arriveront-ils à temps ? Seront-ils destinés aux structures médicales concernées ? Près d'un an plus tard, il n'en est rien. La communauté hospitalière entière doit accompagner le dynamisme des services des urgences et des Samu, car ils sont au centre d'un hôpital solidaire. La prise en charge des urgences, la gestion des catastrophes sont les éléments-clés du service de santé publique hospitalier.

Au-delà de la catastrophe de l'été 2003, les faits ne me démentiront pas, notre société est en crise. La fracture n'est pas que sociale, elle sépare gouvernants et gouvernés désormais.

Je voudrais dire, enfin, combien l'information

fut importante dans la compréhension des effets de la catastrophe par les français. Il ne faut donc pas confondre journalisme et médias. Une information éclairée, indépendante, analytique, est l'élément essentiel d'une société attentive au destin collectif. Le président de la République évoquait l'idée d'un référendum à propos d'une Sécurité sociale solidaire. Cette consultation garantirait l'adhésion collective du peuple à des valeurs communes. Pour que soit restauré enfin le sens que la nation accorde à une organisation sanitaire publique réellement démocratique.

Pour finir, je fais miens les mots que Jack Ralite prononça le lundi 1er mars 2004, lors du " K.O. social ", au Zénith de Paris. Devant des milliers de citoyens, il évoquait le sens profond d'une soirée de fête placée sous le signe des combats sociaux. Il cita " Ginette " la chanson de mes amis, les Têtes Raides. Il dira : " Tout à l'heure, le musicien-chanteur a baladé un projecteur pour réunir la salle et la scène, ensemble, ne laissant personne dans l'ombre. Il affirmait notre solidarité. Car l'histoire est ce que nous en faisons, c'est une action et non pas un moment subit. "

Je dédie ces pages aux équipes des urgences de Saint-Antoine. L'été dernier, tous ensemble, nous avons répondu à notre mission d'hospitalier.

Raquel Almela, Cyril Pelletier, Stéphanie Huet, Dominique Mainguy, Céline Robert, Mina Artmouh, Sylvia Chesnay, Jennifer Merillon, Nicolas Renault, Miad Rezgui, Joëlle Obispo, Élisa Lebren, José Martin, Claire Letort, Corine Labarrère, Laurence Guilleux, Stéphane Jung, Marion Bietrix, Stéphanie Prunet, Mirelle Charles, Jezabel Arnoldo, Nathalie Lasserre, Louisa Mazni, Annie Letrionnaire, Anouck Cegalerba, Erelle Denoual, Carole Paulin, Lydie Larsonnier, Carole Faure, Anne Le Nigen, Saliha Ammad, Ghislaine Luce, Jean-Pierre Miniama, William Araminth, Léa Soulichan, Bernard Alberi,

Mohamed Lazaar, Vincent Poirel, Thierry Inizian, Cyril Bastien, Nadia Gomes, Laurent Champion, Anna Karsenty, Gwenaël Gaucher, Stéphane Maillet, Franck Bourcier, Corinne Schoumacher, Nina Ithany, Aurélie Glehello, Marilyne Panaroni, Juliette Dayre, Denise Savelier, Marc Banoubie, Stéphane Babonneau, Valérie Bauer, Sylvie Degain, Christine Sorenesen, Joël Leclercq, Martine Bernard, Alix Blanchet, Patrick Fortin, Stéphanie Goarin, Hassan Idallène, Aurélie Job, Audrey Peyrilles, Estelle Tabaric, Martine Thou, Mathias Adéric, Patrick Anastase, Fabien Bollerot, Ancemonde Eno, Hervé Gouno, Valérie Gourlain, Maud Larget, Servais Ouana, Claude Prigent, Jean-Claude Prichystal, Valérie Miranda, Sébastien Nicol, Nathalie Savary, Ange Tonel, Frédérique Binvel, Agnès Schembri, Jean-Philippe Queguiner.

Cet ouvrage a été composé par
Paris PhotoComposition
75017 Paris

Impression réalisée sur CAMERON par
BRODARD ET TAUPIN
La Flèche

pour le compte des Éditions Fayard
en mars 2004

Imprimé en France
Dépôt légal : avril 2004
N° d'édition : 42607 – N° d'impression : 23438
ISBN : 2-213-61869-0
35-57-2069-9/01